GESUNDHEITS-ELIXIER INTERVALLFASTEN

Durch jahrzehntelange Erfahrung weiß ich, wie heilsam Fasten ist. Erfahren auch Sie, warum das so ist und was beim Intervallfasten im Körper passiert.

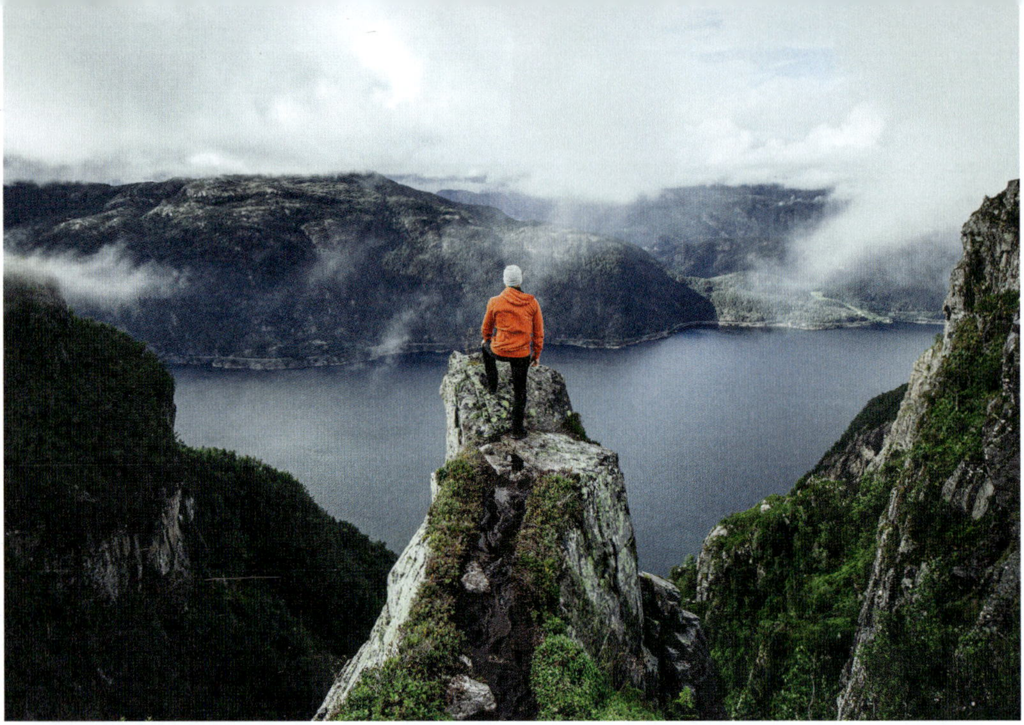

FASTEN WIRKT WUNDER

Fasten ist so alt wie die Menschheit selbst und fest in unseren Genen verankert. Es hat geradezu geniale Auswirkungen auf unsere Gesundheit und unsere Lebensdauer. Fasten wirkt wie eine Wunderpille. Vielleicht ist es auch deshalb nicht in Vergessenheit geraten, nachdem das Hungern in Notzeiten quasi abgeschafft war. So kennt man Fastenzeiten in vielen Religionen. Dennoch wird das Fasten teilweise heftig und kontrovers diskutiert. Anhänger der natürlichen Heilweisen schwören darauf. Manche Mediziner aber lehnen es als gesundheitsgefährdend ab und verunsichern damit ihre Patienten.

Doch die Zeiten ändern sich gerade, und das ist gut so. Die neusten Forschungsergebnisse (**siehe Seite 22–35**) sorgen für Aufsehen. Fasten, insbesondere das Intervallfasten, birgt ungeahnte Möglichkeiten für ein gesundes und langes Leben.

Intuitiv nutzte ich selbst diese Vorteile schon mein ganzes Leben: Ich praktiziere das Intervallfasten (**siehe Seite 68–135**) seit mehr als vier Jahrzehnten, weil es mir einfach guttat, und ohne damals die unglaublichen Vorteile für die Gesundheit zu kennen, die jetzt bekannt und bewiesen werden. In den ersten zehn Jahren machte ich das eher still und heimlich, denn es war ein »No-Go«, morgens nichts zu frühstücken, nüchtern in die Uni zu gehen und dann nur zweimal am Tag, manchmal sogar nur einmal zu essen.

Allerdings war die Qualität meiner Ernährung damals noch nicht optimal. Auch ich habe – wie wohl die meisten Menschen – einfach das gegessen, was ich von zu Hause gewohnt war, unter anderem auch Fleisch. Kuhmilch mochte ich nie, sie war mir regelrecht zuwider. Aber die ständigen Hinweise, wie wichtig sie für die Gesundheit sei, ließen mich trickreich werden. Ich trank Milchshakes oder Kakao und aß Käse, damit ich Milch überhaupt zu mir nehmen konnte.

DAS RICHTIGE LERNEN BEGANN NACH DEM STUDIUM

Doch alles änderte sich schlagartig, als mir 1991 – ich war bereits Fachärztin für Allgemeinmedizin – zufällig das Buch *Fit fürs Leben: Fit for Life* von Harvey und Marilyn Diamond in die Hände fiel.

Ich war schon länger unzufrieden. Immer mehr begriff ich, dass die herkömmliche Medizin, die ich, wie im Studium gelernt, praktizierte, nicht das war, weswegen ich Ärztin geworden war. Was ich wollte, waren mündige Patienten, die ich zur Heilung führen konnte.

ERNÄHRUNGSMEDIZIN UND ERNÄHRUNGSWISSENSCHAFT

Ebenfalls im Jahre 1991 lernte ich meinen heutigen Mentor und Freund Prof. Dr. Claus Leitzmann kennen. Wir waren beide im wissenschaftlichen Beirat der »Fit-for-Life«-Bewegung. Leitzmann ist Chemiker, Mikrobiologe und Ernährungswissenschaftler. Ab 1974 war er an der Uni Gießen tätig, hatte den Lehrstuhl für Ernährung in Entwicklungsländern inne und leitete später das Institut für Ernährungswissenschaft. Er schrieb zahlreiche Bücher zu den Themen vollwertige, vegetarische und nachhaltige Ernährung. Einige von ihnen gelten heute als Standardwerke und sind echte Lehrbuchklassiker, z.B. »Ernährung des Menschen«. Wir beide – der Ernährungswissenschaftler und die Ernährungsmedizinerin – ergänzen uns perfekt und führen das Wissen und die Erfahrung zusammen, die eigentlich jeder Mediziner in der Ausbildung vermittelt bekommen müsste.

Ich war nicht angetreten, lediglich die Symptome mit Medikamenten zu unterdrücken. Ich verschlang das Buch also an einem Tag. Mir wurde schlagartig klar, dass die Ernährung eine Schlüsselrolle bei der Prävention und bei der Heilung von Erkrankungen spielen musste. Damals ahnte ich noch nicht, dass dieses Buch meine gesamte Laufbahn als Ärztin entscheidend beeinflussen würde. Es vermittelt die wichtigsten Prinzipien der *Natural Hygiene*, einer amerikanischen Gesundheitsbewegung mit dem Ziel, Krankheiten auf natürliche Art und Weise vorzubeugen und zu verhindern.

DIE PRINZIPIEN DER »FIT-FOR-LIFE«-BEWEGUNG

Einer der wichtigsten Grundsätze der »Fit-for-Life«-Bewegung basierte auf dem Prinzip der natürlichen Körperzyklen. Demnach sollen wir Nahrung nur zwischen zwölf Uhr mittags und 20 Uhr abends aufnehmen, damit sie zwischen 20 Uhr und vier Uhr morgens verwertet werden und die Ausscheidung von vier Uhr bis zwölf Uhr mittags ungestört ablaufen kann. Unterbricht man diesen Zyklus mit Frühstück (englisch: *breakfast* = Fastenbrechen), lagern sich Abfallstoffe im Zwischenzellraum und Bindegewebe, dem Fasziennetz, ab und »vermüllen« dieses. Außerdem wird der Konsum von Fleisch- und Milchprodukten deutlich eingeschränkt. Hauptnahrungsquelle ist frische Pflanzenkost.

Etwas Großes war passiert

Ich weiß noch, wie ich innerlich jubelte. Kannte ich doch endlich den Grund dafür, weshalb ich morgens nie Hunger hatte.
Das war die Zeit, in der mein Mann und ich unsere Ernährung auf eine zu 95 Prozent vollwertige pflanzliche Ernährung umstellten. Was wir nun an uns selbst erlebten, war so grandios, dass ich sofort die Ernährungsmedizin in meine tägliche Arbeit aufnahm. Nicht alle Patienten waren damit glücklich. Ist es doch so viel einfacher, bei Diabetes, Bluthochdruck oder Gicht eine Tablette zu nehmen, als die Ernährung nachhaltig umzustellen. Natürlich soll diese Entscheidung jeder Patient selbst treffen. Denjenigen, die sich damals für den etwas unbequemeren Weg entschieden und sich auf den Versuch einließen, wie eine solche Ernährungsumstellung auf bestimmte Krankheitsbilder wirkt, wurden meist mit erheblicher Besserung und auch Heilung belohnt.

HEILUNG DURCH FASTEN

So gut wie alle Krankheiten reagieren auf Fasten und gute Ernährung. Ohne diese grandiosen Heilungsverläufe miterleben zu dürfen, hätte ich diesen Weg nie so gradlinig gehen können. Es gab kaum eine Erkrankung, bei der ich die enorme Kraft der gesunden Ernährung nicht hätte beobachten können. Waren meine Patienten bereit für diese Veränderung, leitete ich die Ernährungsänderung mit einer Fastenkur ein. Bereits damals war ich begeistert von der Fastentherapie.

INTERVALLFASTEN: ALTERNATIVE ZUM LANGZEITFASTEN

Für viele ist das Langzeitfasten (**siehe Seite 12**) nur schwer auszuhalten. Roland, mein Mann, konnte sich mit Langzeitfasten überhaupt nicht anfreunden. Ein einziger Versuch, den er startete, war eine so große Quälerei, dass er nach fünf Tagen abbrach. Ungewöhnlich für ihn, denn ich kenne kaum einen Menschen, der so willensstark ist wie er. Wahrscheinlich machte sein Körper einfach nicht mit, weil er zu dieser Zeit acht und mehr Stunden täglich körperlich trainierte. Er ärgerte sich, denn natürlich wollte auch er in den Genuss all der gesundheitlichen Vorteile kommen. Es war schließlich wie eine Erlösung für ihn, als sich das Intervallfasten herauskristallisierte. Seitdem ist er ein großer Anhänger dieser Methode.

Intervallfasten – eine vergleichsweise einfache Umstellung

Genauso wie ihm geht es meinen Patienten. Denn 16 Stunden täglich zu fasten bedarf anfänglich etwas Umgewöhnung, aber nach spätestens zehn Tagen beginnt die Gewohnheit zu greifen. Und innerhalb von acht Stunden zwei- bis dreimal zu essen ist dann Genuss pur. Endlich wieder spüren, dass man Hunger hat, wesentlich intensiver schmecken, Sättigung verspüren, total leistungsfähig sein, egal ob im Job oder Sport, und nebenbei noch Übergewicht abbauen – wer möchte das nicht?! Aber es gibt noch mehr Vorteile. Intervallfasten ist die beste Prävention gegen die meisten Zivilisationskrankheiten. Und auch bereits erkrankt, können Sie damit Verbesserungen Ihrer Gesundung erlangen. Ich durfte so viele meiner Patienten bei diesem Prozess begleiten. Es ist jedes Mal wieder ein Wunder, welche erstaunliche Kraft Intervallfasten mit pflanzenbetonter Ernährung und den richtigen Bewegungsübungen entfaltet.[1,2]

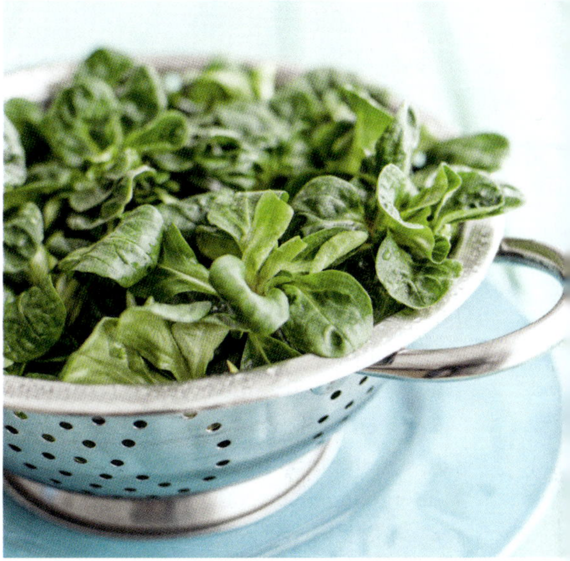

Sich sein Essen aus frischen Zutaten selbst zuzubereiten, ist gesund und macht Spaß. So wissen Sie immer, was auf den Tisch kommt.

FASTENARTEN

Verschiedene Fastenwege bieten beste Gesundheitsvorsorge und aktivieren die Selbstheilungskräfte des Körpers.

LANGZEITFASTEN

Für 42 Tage auf Nahrung zu verzichten ist nicht einfach. Wem es aber gelungen ist, der wird auf diese Erfahrung sicher nicht mehr verzichten wollen.
Diese Fastenmethode hat oft auch religiöse Hintergründe. Die Nähe zu Gott soll erleichtert und die Gedanken und der Geist sollen geordnet und gereinigt werden.
Alle beim Intervallfasten beschriebenen Erfolge finden sich auch hier während des Langzeitfastens ein. Nur ist der Aufwand ungleich höher.
Diese sechs Wochen krempeln im Körper, aber auch im Geist vieles um und dementsprechend fühlt sich der Fastende. Er ist in dieser Zeit sehr mit sich selbst beschäftigt. Alte Krankheitssymptome werden durchlebt und abgearbeitet, die Gefühlswelt fährt mit ihm Achterbahn. Zum Ende der Fastenzeit kehrt Ordnung in Körper, Geist und Seele zurück und der Fastende fühlt sich meist wie neugeboren. Nicht selten finden danach viele Veränderungen im Leben statt. Ich kann mich an eine Patientin erinnern, die sich nach dieser langen Fastenzeit von Ehemann, Job und religiöser Glaubensgemeinschaft trennte. Sie fastet heute immer noch ab und an, allerdings nur für fünf bis sieben Tage. Solche gravierenden Veränderungen haben aber nicht mehr stattgefunden.

HEILFASTEN

Diese Fastenform ist die wohl bekannteste und wurde von dem Arzt Otto Hermann Ferdinand Buchinger im 19. Jahrhundert geprägt **(siehe Seite 20)**. In der Regel dauert die Fastenzeit fünf bis sieben Tage, aber auch längere Einheiten bis zu 30 Tagen sind möglich. In dieser Zeit bekommt der Fastende maximal 500 Kilokalorien pro Tag in Form von verdünnten Obst- und Gemüsesäften sowie bei Bedarf etwas Honig. Auch wird auf die Darmentleerung mit Bitter- oder Glaubersalz viel Wert gelegt.
Die Buchinger Fastenkliniken verzeichnen immer mehr Zuspruch und nicht wenige Kurgäste kommen jedes Jahr wieder. Der Grund liegt auf der Hand: Den Fastenden geht es im Anschluss an das Heilfasten immer wesentlich besser als zu Beginn der Kur – und das nicht nur körperlich.[3] Der Vorteil des Fastens in spezialisierten Kliniken besteht darin, dass eine medizinische Betreu-

ung durch erfahrene Ärzte und Therapeuten gewährleistet ist. Allerdings sind diese Aufenthalte auch nicht für jeden Geldbeutel geeignet. Unterschätzen Sie aber bitte nicht den Stress, den eine mehrtägige oder gar mehrwöchige Fastenkur bedeutet: Die Stimmung kann schwanken, die Kreativität nachlassen, die Lebensfreude leiden. Auch ist man in dieser Zeit eher isoliert. Alltägliche soziale Kontakte lassen sich gerade in der Anfangszeit nicht unbedingt pflegen – es sei denn, Sie fasten gemeinsam mit Gleichgesinnten. Vom Heilfasten im normalen Alltag ist abzuraten. Nehmen Sie sich dazu unbedingt eine Auszeit vom Alltag. Es ist ein Geschenk, dass man sämtliche Vorteile des »normalen« Fastens beim Intervallfasten nutzen kann. Sie müssen nicht darben, können sich satt essen und müssen nicht gegen Ihre genetische Veranlagung handeln.

SMOOTHIEFASTEN

Das ist meine bevorzugte Fastenart. Ein- bis zweimal pro Jahr praktiziere ich sie neben dem Intervallfasten. Sie ist sehr einfach in den Alltag einzubauen. Da man täglich zwei bis drei große Smoothies, bevorzugt grüne Smoothies, verzehren kann, kommt kein Hungergefühl auf und die normalen Fastenkrisen in den ersten drei Tagen bleiben aus. Der erste Smoothie am Tag ist eher süß und der zweite oder auch der dritte ist eher herzhafter mit mehr Gemüse, Salaten und Zitrone, dafür enthält er weniger Obst. Zusätzlich bekommt unser Körper alle Vitalstoffe und Ballaststoffe für eine gesunde Ausleitung von Abfallstoffen und für einen optimalen Aufbau der Darmflora. Das Smoothiefasten ist eine einfache Form, sich sehr bewusst mit ausnahmslos gesunden Lebensmitteln zu versorgen, und eignet sich nebenbei hervorragend, um schnell mal ein paar überflüssige Kilos abzunehmen. Auch diese Fastenart kann man inzwischen in vielen Hotels oder darauf spezialisierten Landgütern ganz bequem und in komfortabler Umgebung praktizieren. Während des Smoothiefastens ist es sehr einfach, ein Bewegungsprogramm mit Ausdauersport, Kraftübungen und unseren Engpassdehnungen zu praktizieren – weil Ihr Energielevel nicht sinkt, sondern sich sogar verbessert. Beginnen Sie anschließend mit dem Intervallfasten, wird Ihnen das Essen wie eine Götterspeise vorkommen und die Umstellung Ihres gesamten Lifestyles geht wie von selbst.

WIE ICH FASTE

Ich selbst fastete mindestens einmal jährlich zwischen sieben und 21 Tage und erprobte alle Formen, vom Wasserfasten bis zum Smoothiefasten. Dass ich aber bereits den größten Teil meines Lebens fast täglich viele Stunden im Fastenmodus verbracht habe, wurde mir erst vor einigen Jahren klar, als es die ersten Berichte und Untersuchungen zum Intervallfasten gab.

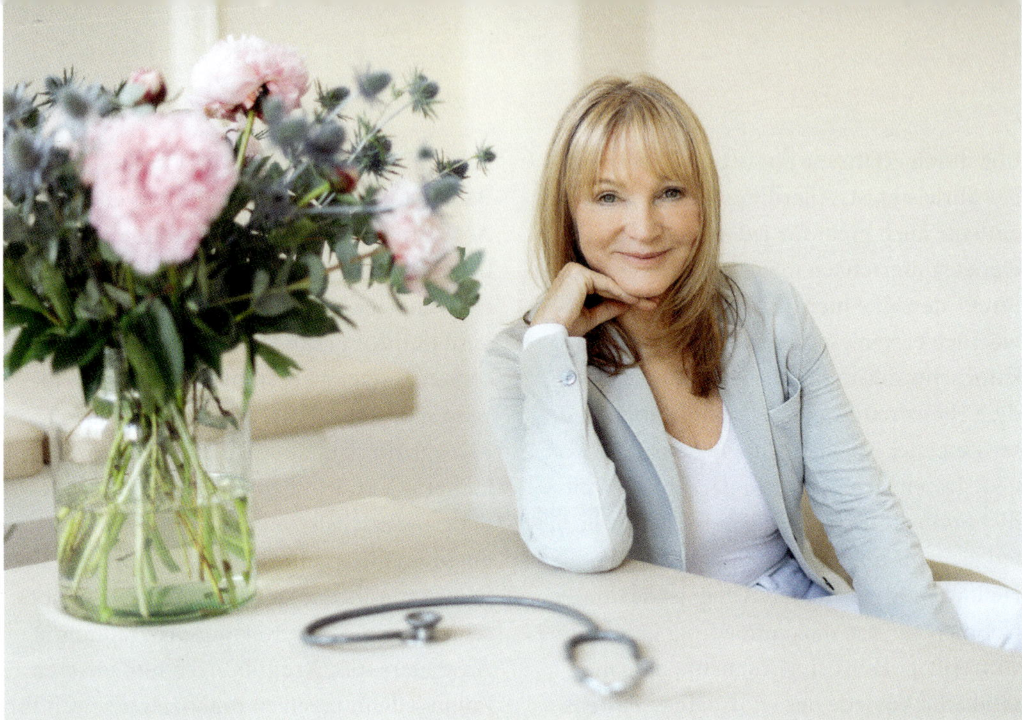

ZEIT FÜR EINE NEU-AUSRICHTUNG DER MEDIZIN

Seit 35 Jahren arbeite ich als Ärztin für Allgemeinmedizin und Naturheilverfahren in meiner Praxis. In dieser Zeit entwickelte sich unsere Schulmedizin beachtlich. Nie zuvor gab es solche Diagnose- und Aufnahmemethoden, detaillierte Zustandswerte des Blutes, des Stuhls, des Zustandes der inneren Organe. Nie zuvor gab es so viele therapeutisch eingesetzte Arzneimittel, Therapiegeräte, künstliche Gelenke und so weiter. Nie zuvor wurden solche umfangreichen und komplizierten Operationen durchgeführt, so viele Organe oder biologische Funktionen durch künstliche ersetzt.

Die moderne Schulmedizin leistet Unvorstellbares. Schwerste Verletzungen nach Unfällen werden so »repariert«, dass die Opfer eine lebenswerte Zukunft bekommen: Verliert man

Gliedmaßen, stehen Ersatzglieder zur Verfügung, versagt das Gehör, werden künstliche Signalgeber eingebaut, versagt die Biologie, übernimmt zunehmend Technik ihre Funktion. Dabei steht die Biotechnik erst am Anfang. Sie wird in Zukunft sicherlich noch viel Unvorstellbareres leisten. Das ist die Sonnenseite der modernen Hochleistungsmedizin, die wahrscheinlich niemand – auch ich nicht – missen möchte.

Gleichzeitig nehmen die Zivilisationskrankheiten drastisch zu und befallen zunehmend auch jüngere Menschen. Dazu zählen allen voran Krebs und Herz-Kreislauf-Erkrankungen, dicht gefolgt von Autoimmunkrankheiten, Rheuma, Diabetes Typ 2 und Fettleber, deren Ursache meist Übergewicht ist.

Zu nennen sind außerdem Demenzerkrankungen, Schmerzen und die begleitenden Zerstörungen der Gelenke und Wirbelsäule, nicht zu vergessen viele psychische Erkrankungen wie etwa Depressionen. Und das trotz der modernen Hochleistungsmedizin, die auch bei diesen Krankheiten versucht zu helfen, indem sie mit Medikamenten und Operationen eingreift.[4]

GRENZEN DER SCHULMEDIZIN

Wir müssen begreifen, dass der Versuch, diesen Krankheiten mit Medikamenten und Operationen zu begegnen, nicht zur Heilung führen kann, wenn die Ursachen – nämlich Fehlernährung und mangelnde körperliche Bewegung – nicht abgestellt werden. Stattdessen versucht die Hochleistungsmedizin, die Krankheitssymptome und Schmerzen biochemisch und operativ zu beseitigen, und geht dabei von der falschen Annahme aus, dass dies dem Körper insgesamt hilft. Was geschieht aber?

Ein Bereich des Stoffwechsels, der nach derzeitigem Wissensstand für eine bestimmte Erkrankung verantwortlich ist, wird korrigiert, doch gleichzeitig gerät der Gesamtorganismus noch mehr aus dem Gleichgewicht. Das wird in den Beipackzetteln unter Nebenwirkungen beschrieben. Diese sind teilweise schlimmer als das, was man bekämpfen möchte. Mit der Beseitigung der Ursache einer Krankheit hat das nicht viel zu tun.

Was also ist die Lösung?

Klassische schulmedizinische Behandlungen sind also offensichtlich nicht dazu geeignet, die Ursachen der am häufigsten auftretenden sogenannten Zivilisationskrankheiten zu beseitigen. Bei diesen Krankheiten benötigt unser Körper offensichtlich andere Maßnahmen, die auf natürliche, körpergerechte, biologische Weise und an der Ursache ansetzend therapieren. Ziel sollte es sein, die gewaltigen uns innewohnenden Selbstheilungskräfte so zu unterstützen, dass sie sich ausreichend entfalten können. Diese Selbstheilungskräfte, ich nenne sie unseren »inneren Arzt«, sind kraftvolle, in unseren Genen verankerte

Selbstregulationssysteme, welche jeder Mensch in sich trägt, um sich selbst von Krankheiten zu befreien.

WECKEN SIE IHRE SELBSTHEILUNGSKRÄFTE

Ihre Selbstheilungskräfte können Sie erwecken, indem Sie Ihrem Körper helfen, diese Kräfte maximal zu entfalten – und meist nicht durch Medikamente und Operationen. Alles, was Ihren Organismus daran hindern könnte, sollten Sie vermeiden.

Die zwei wichtigsten Hebel

Die Weltgesundheitsorganisation WHO hat bekannt gegeben, dass die Lebenserwartung zu sinken beginnt. Auf diese Information habe ich schon länger gewartet. Denn dass unser moderner Lifestyle das Leben zunehmend verkürzt, liegt auf der Hand. Zwei Faktoren stören im Laufe eines Menschenlebens die von Geburt an vorhandenen Selbstheilungskräfte, was nach etwa 50 Lebensjahren zu verschiedensten Krankheiten führen kann. Krankheiten sind nichts anderes als Zustände, die sich wegen der Behinderung der Selbstheilungskräfte im Körper ausbreiten und intensivieren. **Der erste Hebel ist die Ernährung.** Also alles, was wir unserem Körper mehrmals täglich in Form von Essen und Getränken von außen zuführen. Es ist doch völlig logisch, dass die Nahrung eine gewaltige Rolle für die Gesundheit spielen muss. Unlogisch oder sogar alarmierend ist, dass die Ernährung bis heute im Medizinstudium kaum oder nur eine untergeordnete Rolle spielt. **Der zweite Hebel ist körperliche Bewegung.** Auch das ist logisch, ist der Mensch doch ein biologisches System, dessen Funktionen zum allergrößten Teil davon abhängen, dass und wie er sich bewegt. Abgesehen von der Volksweisheit »Wer rastet, der rostet!« spielt jedoch unser spezielles Wissen über körperliche Bewegung in den Ausbildungen zu Heilberufen so gut wie keine Rolle – weder in den Studiengängen Medizin, Sportmedizin und Sportwissenschaften noch in der Ausbildung zum Heilpraktiker oder Physiotherapeuten.

INTERVALLFASTEN, DIE BESTE ALTERNATIVE ZUM LANGZEITFASTEN

Wenn meine Patienten beschlossen hatten, ihre Ernährung umzustellen, um gesund zu werden, habe ich ihnen für den Start gerne eine Fastenwoche empfohlen. Doch das konnten sich viele aus den unterschiedlichsten Gründen zunächst nicht vorstellen. Also habe ich ihnen immer als Alternative das Intervallfasten angeboten, allerdings ohne diesen Namen zu kennen.

So kristallisierte sich quasi von selbst immer mehr das Intervallfasten als eine Ernährungsmethodik heraus, die nicht nur vorübergehend, sondern letztlich ein Leben lang praktiziert werden kann und meiner festen Überzeugung nach auch sollte.

GESUNDHEITSFORMEL: ERNÄHRUNG UND BEWEGUNG MIT INTERVALLFASTEN

Die Kombination aus hauptsächlich veganer Ernährung, speziellen Bewegungsübungen und Intervallfasten mobilisiert die Selbstheilungskräfte Ihres Körpers.

Wenn Sie diesen Zusammenhang verstehen, können Sie Verantwortung für Ihre Gesundheit übernehmen und die richtigen Entscheidungen für Ihre Selbstheilung treffen.

VEGANE ERNÄHRUNG ...

Durch die Nahrung kommen die meisten Fremdmoleküle in Ihren Körper. Ernähren Sie sich daher von hochwertigen Lebensmitteln, an die wir Menschen genetisch angepasst sind. Diese liefern exzellentes »Baumaterial« und vorzügliche »Betriebsstoffe«, sodass Ihr Körper bestens versorgt ist.

... PLUS BEWEGUNG ...

Diese Nährstoffe können ihre Wirkung jedoch nur optimal entfalten, wenn Sie Ihren Körper ausreichend bewegen: Mobilisieren Sie jeden Gelenkwinkel und verhindern Sie auf diese Art und Weise, dass innere muskulär-fasziale Widerstände entstehen. So beugen Sie Schmerzen und Krankheiten wie Arthrose vor, transportieren die Nährstoffe zu allen Zellen und steigern nebenbei Ihre Kraft und Lebensfreude.

... PLUS INTERVALLFASTEN!

Die Kombination dieser zwei Gesundheitsturbos mit dem Intervallfasten ermöglicht Ihnen ein langes Leben frei von Schmerzen in bestmöglicher Gesundheit.
Meine größte Aufgabe als Ärztin sehe ich darin, dieses Wissen zu vermitteln.

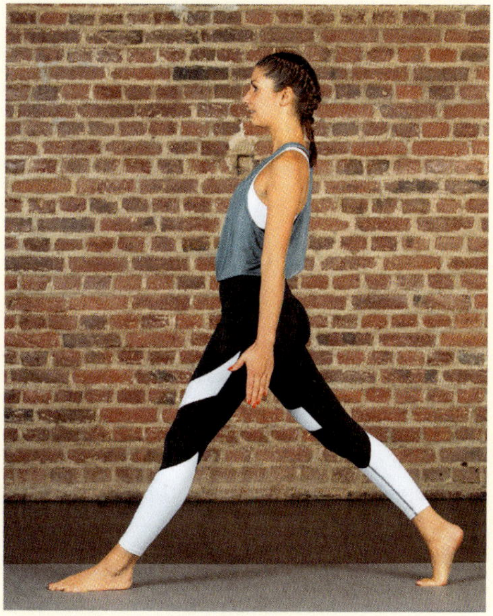

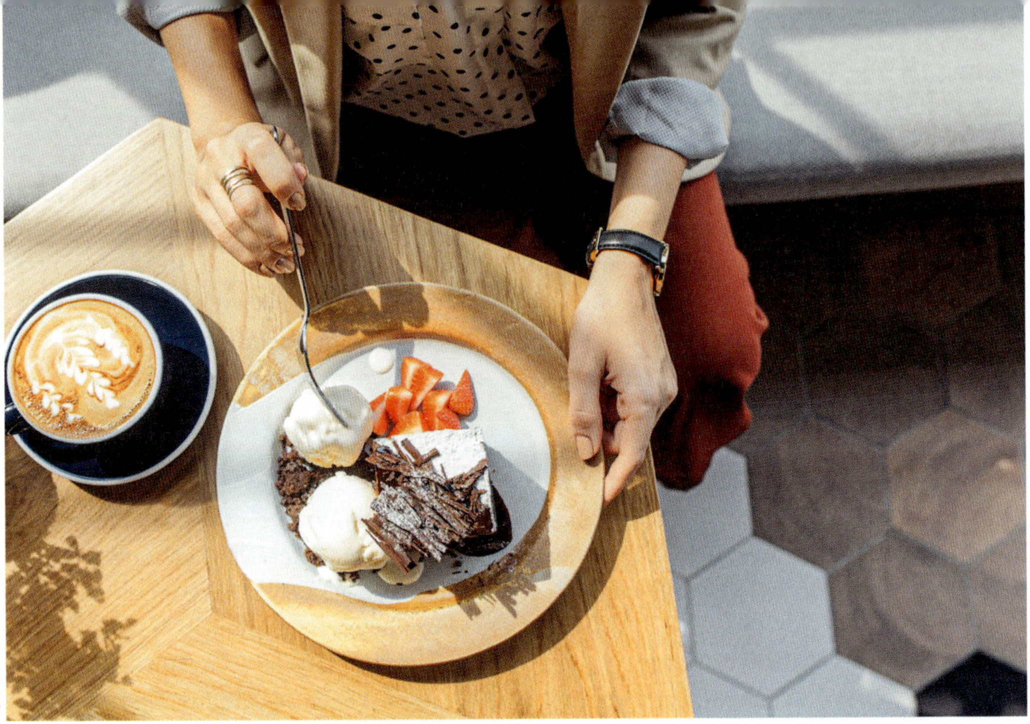

WIR ESSEN EINFACH ZU OFT UND ZU VIEL

Fasten in Form von Hungerperioden – also Zwangsfasten – ist in die Genetik des Menschen eingebaut. Daran erkennt man, mit welch genialen Mechanismen wir ausgestattet sind, um das Überleben unserer Art, aber auch unser eigenes zu sichern. Gab es nichts zu essen, nutzte der Körper diese Zeit, um aufzuräumen, zu reparieren und eine Vielfalt wunderbarer Mechanismen in Gang zu setzen **(siehe Seite 22–35)**. Gleichzeitig sank die Zeugungsfähigkeit. Dadurch wurden weniger Kinder geboren, damit ausreichend Nahrung vorhanden war. Erhöhte sich das Nahrungsangebot wieder, baute der Körper auf und die Zeugungsfähigkeit stieg. Mehr Kinder wurden geboren, für die genügend Nahrung vorhanden war. So wechselten Zeiten mit ausreichender Versorgung mit anderen, in denen

Nahrung knapp war, ab. Alles war im Lot. Welche Weisheit der Natur.

DAS LEBEN IM SCHLARAFFENLAND HAT SCHATTENSEITEN

In den westlichen Industrienationen und ganz besonders bei uns in Europa herrscht ein drastisches Überangebot an Nahrung. Das ist auf der einen Seite ein Segen und auf der anderen Seite ein großes Problem. Dadurch, dass wir permanent mit Nahrung überversorgt sind, essen viele Menschen ständig und meist zu viel.

Inzwischen sind auch frühere Empfehlungen, fünf Mahlzeiten am Tag zu verzehren, als »evolutionsbiologischer Unsinn« wissenschaftlich entlarvt. Außerdem gibt es keine »zwangsverordneten« Essenspausen mehr. Unsere Gene sind aber auf den Wechsel zwischen Essen und Hungern programmiert – doch den gibt es im Schlaraffenland nicht mehr. Folglich fallen die gesunderhaltenden Mechanismen, die beim Hungern in Gang kommen, aus. Welche drastischen, geradezu gesundheitsvernichtenden Folgen das hat, werde ich noch eingehend beschreiben (**siehe Seite 38–49**).

Die Folge eines Lebens, ohne Hungern zu müssen, ist, dass viele Menschen an Krankheiten leiden und häufig auch sterben, deren eigentliche Ursache zu viel Essen (und noch dazu für uns ungeeignetes) und zu viel Trinken ist – und hier ist nicht nur Alkohol gemeint. Diese Situation nenne ich die »Sackgasse der Ernährungsevolution«. Offensichtlich können wir ihr nicht entkommen, wenn wir nicht ganz bewusst mit dem Überangebot an Nahrung umgehen. Doch das sollten wir, denn wenig essen verlängert das Leben (**siehe Seite 20**).

WARUM WIR NICHT FASTEN WOLLEN

Unsere Vorfahren mussten ursprünglich nie eine Entscheidung in Hinblick auf das Essen treffen: Gab es Nahrung, so musste man kräftig zulangen, wenn man die Wahrscheinlichkeit erhöhen wollte, die nächste Hungersnot zu überleben. Gab es keine Nahrung, so war man gezwungen, sich damit abzufinden. Deswegen ist es genetisch und tiefenpsychologisch fest in uns verankert, dass wir zugreifen, wenn es was zu essen gibt.

Möglicherweise können wir deshalb vor vollen Tellern nicht haltmachen. Freiwillig zu hungern widerspricht völlig unseren tiefsten Empfindungen. Aber auch wenn wir das verstanden haben, ist das Problem nicht wirklich gelöst. Denn wenn wir nun freiwillig Hungerperioden durchführen, dann bedeutet das jedes Mal Überwindungsstress. Das ist übrigens auch dann der Fall, wenn der Teller noch halb voll und man eigentlich satt ist.

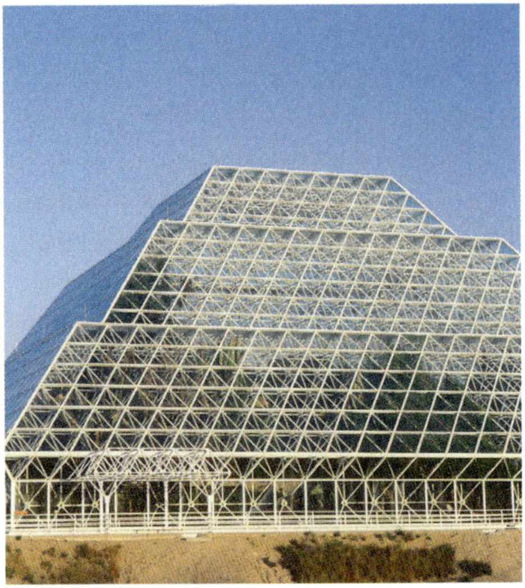

Unter der riesigen Kuppel der Biosphäre 2 in Arizona, USA, wurde von 1987 bis 1989 ein geschlossenes Ökosystem erprobt.

WER WENIGER ISST, LEBT LÄNGER UND GESÜNDER

Aus Tierversuchen weiß man schon seit längerer Zeit, dass sich mit unterkalorischer Ernährung das Leben von Tieren um bis zu 50 Prozent verlängern lässt – ohne dass es Abstriche bei deren Gesundheit gibt.[5] Doch wie lässt sich diese Erkenntnis auf den Menschen übertragen? Wer mag schon ein Leben lang bei jeder Mahlzeit darben?

Die jüngere Geschichte des Fastens

Die heilende Wirkung des Fastens bei bestimmten Krankheiten hat schon der griechische Arzt Hippokrates (ca. 460–370 v. Chr.) beschrieben. Mehr als 1000 Jahre später wusste der schweizerisch-österreichische Arzt und Gelehrte Paracelsus (um 1493/94–1541 n. Chr.) durch Nahrungsverzicht seinen »inneren Arzt« zu aktivieren.

Zuvor nutzten bereits die Religionsstifter Buddha, Jesus und Mohammed das Fasten, um höhere Bewusstseinszustände zu erlangen. In großen Weltreligionen, wie dem Christentum, dem Judentum, dem Hinduismus und dem Islam, ist das Fasten bis heute ein fester Bestandteil der Glaubenspraxis. Die religiös vorgeschriebenen Fastenperioden hatten und haben nachweisbar sehr positive Auswirkungen auf die Gesundheit der sie praktizierenden Gläubigen.

Erst im 19. und 20. Jahrhundert befassten sich Ärzte wie Max Bircher-Benner (1867–1939), Otto Buchinger (1878–1966) und Franz Xaver Mayr (1875–1965) mit dem Fasten aus therapeutischer Sicht (**siehe Seite 12–13**). Daraus entstanden im naturheilkundlichen Bereich die unterschiedlichsten Fastenschulen und Fastentechniken wie die Sonnenlichtnahrung, das Heilfasten nach Buchinger und die F.-X.-Mayr-Kur.

Zufällige Entdeckung – dank Biosphäre 2

Die heutige Fastenforschung bekam durch einen puren Zufall neuen Aufschwung. Der US-amerikanische Arzt und Pathologe Roy Walford, Mentor des Zellbiologen und Altersforschers Valter Longo, wollte im Bundes-

staat Arizona (USA) mit dem Projekt Biosphäre 2 beweisen, dass sich ein künstlich geschaffenes, vollständig geschlossenes Ökosystem von der Außenwelt unabhängig erhalten kann. Doch der Versuch misslang: Der Sauerstoff wurde knapp und musste von außen zugeführt werden. Dann machte sich Ungeziefer breit, worauf die Ernten der selbst angebauten Obstsorten, des Getreides und des Gemüses zu gering ausfielen. Die teilnehmenden Wissenschaftler wollten aber noch nicht aufgeben – also aßen sie fast zwei Jahre lang nur sehr wenig. Longo war vor Ort, als die acht Forscher den Kuppelbau in der Wüste Arizonas verließen. Sie waren extrem abgemagert und frustriert.
Doch eine große Überraschung ergab sich durch die ärztliche Untersuchung, die allen einen außergewöhnlich guten Gesundheitszustand mit optimalen Blutwerten attestierte. Sie waren richtig gesund. Auffällig waren die extrem niedrigen Cholesterinwerte. Das ist deshalb bemerkenswert, weil viele Schulmediziner die Meinung vertreten, dass Ernährung nichts mit den Blutfettwerten zu tun hat. Seitdem widmet Valter Longo sich der Altersforschung. In einem Interview bemerkte er einmal, dass ihn weniger der Prozess der Alterung interessieren würde als der des Jungbleibens.

Wachstumsfaktor IGF-1

Und noch eine weitere bahnbrechende Entdeckung untermauert die gesundheitliche Wirkung des Fastens. Dr. Jaime Guevara, Naturwissenschaftler und Arzt in Quito, Ecuador, untersuchte eine Gruppe von 300 Menschen mit einem Laronsyndrom, einer Erbkrankheit mit einem Gendefekt an den Andockstellen in der Leber für die Polypeptide IGF-1 (engl. *insulin-like growth factors* = insulinähnliche Wachstumsfaktoren), das zur Kleinwüchsigkeit führt. Die Wissenschaft interessiert sich allgemein sehr für diese Menschen – aber nicht etwa wegen ihrer geringen Körpergröße, sondern wegen ihrer offensichtlichen Resistenz gegenüber Krankheiten. Nicht einer hatte in der Beobachtungsdauer Diabetes und nur ein Einziger erkrankte an Krebs. Ist also der Wachstumsfaktor IGF-1 verantwortlich für Krankheit und ein kürzeres Leben?[6]

ZWEI SEITEN EINER MEDAILLE

John Kopchick (Ohio University) und Andrzej Bartke (Southern Illinois University) konnten nachweisen, dass sich die Lebenszeit von Mäusen um 40 Prozent verlängert, wenn in ihren Lebern die Andockstellen für IGF-1 ausgeschaltet werden. Ein normaler IGF-1-Wert wirkt sich also positiv auf Wachstum und Reproduktionsfähigkeit aus, jedoch gleichzeitig krank machend und lebensverkürzend, wenn er dauerhaft erhöht ist.[7]

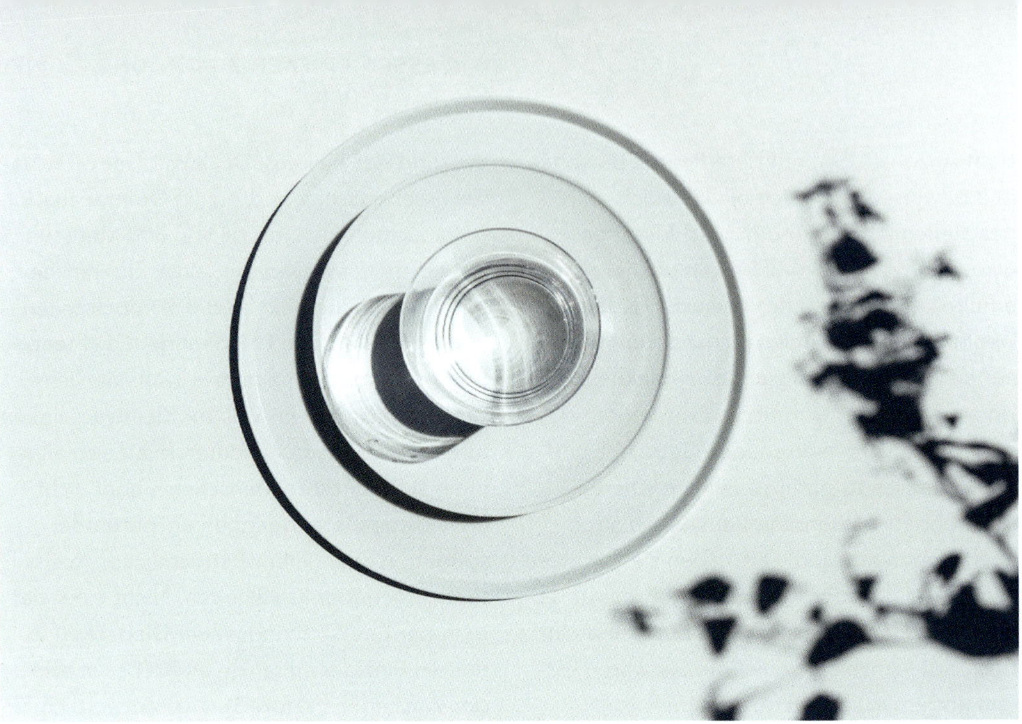

WAS BEIM FASTEN IM KÖRPER PASSIERT

Fasten ist so alt wie die Menschheit selbst. Erfahren Sie nun, wie Sie die in Ihrem Erbgut eingebauten Reparatur- und Verjüngungsmechanismen dazu bringen können, sich zu entfalten: Das Intervallfasten imitiert die Lebensbedingungen, die unsere Vorfahren während der gesamten Evolution geprägt haben, und setzt deswegen genau die Reize, die wir Menschen benötigen, um ein langes und gesundes Leben zu führen. Es aktiviert einen natürlichen Mechanismus, der in unseren Genen eingebaut ist.

Die wissenschaftlichen Forschungsergebnisse, die Sie nun im Detail kennenlernen werden, sind mehr als beeindruckend – sie sind revolutionär. Das Intervallfasten stellt nicht nur eine wichtige Ergänzung zur herkömmlichen medizinischen Behandlung der verschiedensten Krankheiten dar, sondern ist eine lebenswichtige Notwendigkeit.

Was mich dabei aber noch sicherer macht, ist das, was ich seit über 27 Jahren an vielen Patienten beobachte: Immer wieder erlebe ich, wie Intervallfasten in Kombination mit veganer Ernährung und Bewegung Krankheiten »überflüssig« macht. Menschen, die über längere Zeit nach diesem Prinzip gelebt haben, sind sehr gesund. Deswegen bin ich überzeugt, dass die von mir vorgeschlagene Ernährungsweise die Möglichkeit zu erkranken verschwindend gering werden lässt.

Sollte der Arzt Ihres Vertrauens Fastenkritiker sein, versorgen Sie ihn mit diesen Informationen und lassen Sie ihn recherchieren. Wenn er einigermaßen offen für neue Forschung ist, werden Sie erleben, wie er von seinen Vorurteilen abrückt. Denn die neusten wissenschaftlichen Erkenntnisse beweisen die grandiosen Heilwirkungen des Fastens, die von naturheilkundlichen Ärzten schon lange beobachtet werden.

AUTOPHAGIE: RECYCLING STATT MUSKELABBAU

Während des Fastens findet die sogenannte Autophagie statt, die Selbstverdauung und Wiederverwertung von Abfallstoffen in unseren Zellen und in den Zwischenzellräumen. Dieses körpereigene Recyclingprogramm ist eine geniale Einrichtung unseres Körpers. Nicht umsonst wurde für die Entdeckung dieses Schlüsselmechanismus 2016 der Nobelpreis an den Japaner Yoshinori Ohsumi verliehen.[8] Auch an der Universität in Graz beschäftigt sich ein Forscherteam um Frank Madeo seit Längerem damit.[9]

Stellen Sie sich diesen Vorgang folgendermaßen vor: Nachdem Sie etwa zwölf Stunden gefastet haben, macht sich ein Abfallentsorgungstrupp mit Enzymen auf den Weg. Er entfernt nicht nur die Altlasten im Organismus, sondern recycelt sie. Faszinierend, oder? Ihr Körper bekommt während der »Hungersnot« kein neues Material, sondern verwendet abgelagerten Zellmüll, um daraus

Wird die Muskulatur während einer Hungerphase ausreichend belastet, kommt es zu keinem nennenswerten Muskelabbau.

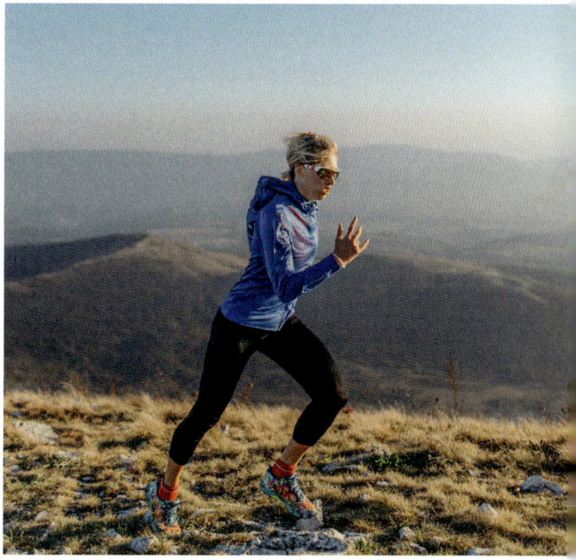

neues hochwertiges Baumaterial herzustellen! Die Körperabfälle werden quasi in einen Kompostierbeutel gesteckt, der Verdauungsenzyme sowie Säuren enthält. Dadurch werden alter Mikroabfall, beschädigte Zellbestandteile und verbrauchte Eiweißmoleküle einfach klein gehackt. Dann werden sie abgebaut und zu neuen Bauteilen und Brennstoff wieder zusammengesetzt.
Das ist auch der Grund, weshalb es in Fastenzeiten nur zu einem minimalen Abbau der Muskulatur kommt – vorausgesetzt, die Muskeln werden weiter trainiert. Wahrscheinlich ein Programm, das es unseren Vorfahren ermöglichte, auch über einen längeren Zeitraum ohne Nahrung zu überleben.[10]

Galina Schatalovas Experiment

Den Beweis dafür erbrachte die russische Ärztin Galina Schatalova im Sommer 1990 durch ein wissenschaftliches Experiment am Forschungsinstitut für Körperkultur. Sie wollte wissen, ob es möglich ist, Menschen, die schwere Erkrankungen überstanden hatten (Diabetes, Bluthochdruck, Nierenbeckenentzündung, Leberzirrhose, Krebs und so weiter), extremen körperlichen und psychischen Belastungen auszusetzen. Alle waren durch Kalorienrestriktion und vollwertige pflanzliche Ernährung geheilt worden.
Und nun das Verblüffende. Alle Teilnehmer aßen nur einmal täglich etwa 400 Kilokalorien in Form von Honig und Rosinen und tranken grünen Tee sowie einen halben Liter Wasser pro Tag. Und das, obwohl sie täglich gut 30 Kilometer marschierten. Sie waren schneller als erwartet und erreichten ihr Ziel bereits nach 16 statt geplanten 20 Tagen. Alle Teilnehmer fühlten sich großartig. Sie hatten nicht nur ihr Gewicht gehalten, sondern sogar an Muskelmasse zugelegt.[11]
Es könnte sein, dass der Prozess der Autophagie so viele Aminosäuren aus alten Eiweißkörpern freisetzte, dass sich durch dieses Training die Muskelmasse nicht nur erhalten, sondern sogar vermehren konnte.

WUNDERMOLEKÜL KETON

Ketonkörper oder Ketone sind Fettsäuremoleküle, die beim Abbau von Fettreserven ent-

EIWEISSBEDARF

Solche Ergebnisse relativieren die gesamte Eiweißdiskussion. Es könnte sein, dass die Empfehlungen für den täglichen Eiweißbedarf (von 0,8 bis 2 Gramm pro Kilogramm Körpergewicht; je nach Lebensalter) viel zu hoch sind. Zu diesem Ergebnis kam Prof. Lothar Wendt (Eiweißspeicherkrankheiten) schon 1950 an der Uni Frankfurt. Durch eine zu hohe Eiweißzufuhr wird der Organismus übersäuert, was zu chronischen Entzündungsprozessen im Körper führt.[12]

stehen. Bei der normalen Energiegewinnung durch Glukose wird viel Sauerstoff benötigt. Dadurch fallen gleichzeitig freie Sauerstoffradikale an. Diese freien Radikale sind zerstörerische Teilchen, die extreme Schäden an Zellwänden, aber auch am Erbgut verursachen können. Da bei der Energiegewinnung mit Ketonkörpern wesentlich weniger Sauerstoff benötigt wird, entstehen auch wesentlich weniger dieser aggressiven Radikale.

Bereits nach etwa zwölf Stunden Fasten beginnt dieser Fettabbau: Insbesondere das gefährliche Bauchfett (**siehe Seite 33–35**) wird in die Ketone umgewandelt. Ketonkörper sind schon immer die Notfallenergiespender in Hungerszeiten gewesen. Von ihnen weiß man, dass sie die Energieversorgung von Herz, Hirn sowie allen weiteren lebensnotwendigen Organsystemen sicherstellen. Ketone aktivieren die Nervenzellen, das Denkvermögen und lassen aus Hirnstammzellen neue Hirnzellen entstehen.

Klug eingerichtet von der Natur ist, dass zusätzlich Botenstoffe wie Serotonin gebildet werden. Denn dadurch wurde die Hungerszeit von einem Stimmungshoch begleitet. Vielleicht ist das der Grund, weshalb ich selbst besonders effektiv und kreativ in den täglichen Fastenzeiten während der Morgen- und Mittagsstunden bin. Tatsache ist auch, dass Intervallfastende seltener an neurologischen Erkrankungen wie Depressionen, Angstzuständen, Morbus Parkinson sowie Demenzerkrankungen leiden.

Gleichzeitig haben Ketone einen beruhigenden Effekt auf alle chronischen Entzündungsvorgänge (**siehe Seite 31**), wie sie bei Autoimmunerkrankungen (Allergien, Hashimoto, Multipler Sklerose, Rheuma) und bei den sogenannten Zivilisationskrankheiten (Bluthochdruck, Diabetes, Herzinfarkt, Übergewicht) zu finden sind. Durch das Fasten reduzieren sich deshalb Schmerzen, Blutdruckwerte sinken, Blutzuckerwerte normalisieren sich und Allergiesymptome lassen nach. Auch senken diese effektiven Energiebringer den negativen LDL-Cholesterinspiegel, tragen somit zur Herzgesundheit bei und lassen Krebszellen regelrecht verhungern, da diese sich meistens von Zucker ernähren.[13,14,15,16]

Kohlenhydrate sind unverzichtbar

Doch als alleinige Energielieferanten auf Dauer sind Ketonkörper genetisch nicht vorgesehen. Es gibt ein gefährliches Missverständnis: Verzichtet man langfristig weitgehend auf Kohlenhydrate, wie das etwa von Anhängern der Steinzeit-Diät propagiert wird, schaltet der Stoffwechsel zwar auch auf Ketone um, doch das kann gesundheitsschädigende Konsequenzen haben. Die Gründe: Die Übersäuerung, eine der größten Bedrohungen unserer Gesundheit, wird durch den Verzehr von Fleisch und anderen tierischen Produkten massiv angeheizt. Auch das Gehirn wird in Mitleidenschaft gezogen, da bei weitgehendem Verzicht auf Kohlenhydrate nur wenig Zucker zur Verfügung steht, der dann auf dem viel schwierigeren Stoffwechselweg aus Aminosäuren und Körperfetten hergestellt werden muss.

Übersäuerung vermeiden

Wer sich hauptsächlich von Fertigprodukten, Fleisch, Wurst, Käse und anderen Milchprodukten ernährt und sich körperlich kaum betätigt, sorgt für eine maximale Säurebelastung seines Körpers. Weil kleinste Abweichungen des Säure-Basen-Wertes des Blutes lebensbedrohlich sein können, kennt unser Körper Puffersysteme: Während die Lunge die Kurzzeitregulation durch das Abatmen von Säuren übernimmt, scheiden die Nieren ständig Säuren aus. Auch die Knochen und Faszien sind für den stabilen Säure-Basen-Stoffwechsel bedeutend, indem sie in extremen Situationen ausgleichen. So greift der Körper bei Übersäuerung auf Kalzium zurück. Bei chronischer Übersäuerung wird den Knochen also viel Kalzium entzogen. Osteoporose ist die Folge.[17]

Außerdem sinkt durch chronische Übersäuerung die Wasserbindungskapazität des Bindegewebes. Normalerweise wird das in den Gelenkknorpeln gebundene Wasser auch zum Abpuffern genutzt, indem es wie aus einem Schwamm ausgedrückt wird. Sinkt die Belastung, saugt das Bindegewebe das Wasser wieder auf. Wichtig zu verstehen: Befinden sich zu viele Säuren im Raum zwischen Zellen und Bindegewebe, verliert das Bindegewebe seine Wasserbindungskapazität. Die Folgen sind vielfältig. In den Gelenken kommt es zur verminderten mechanischen Abpufferung. Bindegewebe und Faszien sind immer weniger belastbar. Sie werden steif und unflexibel, die Verletzungsgefahr steigt. Es kommt zu einem Austrocknungsprozess und zunehmender »Vermüllung« der Körpergewebe. Die Zwischenzellflüssigkeit kann den Stoffwechselabfall aus den Zellen immer weniger aufnehmen, deren Versorgung wird immer schwieriger, die Signalübermittlung wird blockiert. Der Weg für die Entstehung schwerer Erkrankungen ist geebnet.

Sportliche Betätigung, eine tiefe Atmung und eine basische Ernährung mit viel Obst und Gemüse **(siehe Seite 52–73)** können diese Prozesse umkehren. Langfristig ist es optimal für Ihre Gesundheit, wenn die Ketone so, wie es genetisch vorgesehen ist, immer wieder durch Intervallfasten gebildet werden und Sie, während der Essenszeiten, gesunde Kohlenhydrate zu sich nehmen. So können Sie alle Vorteile dieser Gesundheitsbringer genießen und überflüssiges Fett ohne Verzicht auf Kohlenhydrate abbauen.

WACHSTUM VON KREBSZELLEN STOPPEN

Tatsächlich konnte Valter Longo **(siehe Seite 20–21)** im Tierversuch zeigen, dass das Krebswachstum bei bereits erkrankten Mäusen durch Intervallfasten gebremst wurde. Auch lebten diese Mäuse länger als die Tiere der nicht fastenden Vergleichsgruppe.[18] Doch auch die Beobachtung, dass die fastenden Mäuse wesentlich weniger an den Nebenwirkungen der chemotherapeutischen Behandlung und Bestrahlung litten, ließ die Forscher aufhorchen. Erste Patientenstudien zeigen die Übertragbarkeit der Effekte auf Menschen: Eine Studie an 34 Frauen mit Brust- oder Eierstockkrebs an der Berliner Charité unter der Leitung von Professor Andreas Michalsen bestätigte die Beobachtungen. Bei der Chemotherapie kam es zu weniger Nebenwirkungen und die Lebensqualität verschlechterte sich deutlich weniger als bei der nicht fastenden Kontrollgruppe.[19]

Erste Erklärungsansätze

Es könnte sein, dass sich gesunde Zellen während der »Hungersnot« beim Fasten in einen Passivzustand begeben. Ganz im Gegensatz zu den Krebszellen, die ihren Wachstumsbefehl von Krebswachstumsgenen, den sogenannten Onkogenen, bekommen. Deren Aufgabe besteht darin, die Krebszellen auf Aktivität, Zellteilung und Unsterblichkeit zu programmieren. Dadurch passen sich die Krebszellen der Notsituation des Körpers nicht an: Sie ignorieren gewissermaßen den Mangelzustand und wollen immer weiterwachsen. Während nun die gesunden Zellen in Deckung gehen und in ihrem passiven Schutzmodus verharren, werden die Krebszellen, die voll in Aktion sind, möglicherweise dadurch viel intensiver und gleichzeitig auch selektiver von den zerstörerischen Giften und Strahlen getroffen als die gesunden Zellen. Der Zuckermangel, der während der Fastenperioden herrscht, ist ein weiterer Grund für das Aushungern der Krebszellen. Die meisten benötigen nämlich sogenannte »schnelle« Zucker wie Haushaltszucker, Weißmehl, süße Getränke, Schokolade oder Süßigkeiten, um zu überleben. Während der vielen Stunden des Intervallfastens ist kein Zucker mehr im Blut vorhanden, sodass die Krebszellen keine Nahrung bekommen. Gleichzeitig wird wegen der Abwesenheit von Zucker kein Insulin ausgeschüttet. Auch das mindert die Krebsaktivität, da Insulin das Krebswachstum fördert, indem es die Synthese von Wachstumsfaktoren fördert.

ANTI-AGING-ENZYME KOMMEN IN FAHRT

Während ihrer Entwicklungsgeschichte haben sich organische und biochemische Mechanismen durchgesetzt, die das Überleben der Menschheit sicherten. Enzyme spielten dabei eine wesentliche Rolle. Die Biologen und Genetiker David A. Sinclair und Lenny Guarente forschen über die Mechanismen des Alterns und haben nach zwei Jahrzehnten eine bahnbrechende Entdeckung gemacht: 1993 entdeckten sie die Sirtuine, die es tatsächlich »in sich haben«. Sinclair und Guarente fanden heraus, dass diese besondere Enzymfamilie die Stärke und Fähigkeit besitzt, die Reparaturaktivitäten der Zellen und deren Abwehrkräfte zu erhalten, und das völlig unabhängig vom Lebensalter. Hauptaufgabe der Sirtuine ist es, dem Organismus zu ermöglichen, selbst unter widrigsten Bedingungen, wie Hitze, Wasser- oder Nahrungsmangel, zu überleben. Sirtuine sind also zellschützende Proteine, sozusagen Korrekturmoleküle, die unsere DNA ausbessern, welche die Erbinformation in jeder Zelle trägt. Man könnte sie daher auch als Reparaturmoleküle bezeichnen. Sie schützen das Erbgut und die Lebensdauer der Zelle. Von diesem lebenswichtigen Mechanismus kann jeder Mensch profitieren, wenn er die Sirtuine aktiviert – und zwar durch Fasten, denn Sirtuine werden erst aktiviert, wenn sich der Körper auf ein Ende der Kalorienversorgung einstellt.[20]

Leerer Magen – langes Leben

Damit die Sirtuine wirken können, muss der Magen leer sein. Erst ab diesem Augenblick nämlich hat das Verdauungsenzym NAD (Koenzym Nicotinamidadenindinukleotid) nichts mehr zu tun. Erst dadurch wird NAD nun quasi zum Unterstützer und Aktivator der Sirtuinmoleküle. Sofort beginnen die Ausbesserungsarbeiten an der Erbsubstanz, die durch ungesunde Ernährung, negative Umwelteinflüsse, psychische Belastungen und Bewegungsmangel permanent geschädigt wird. Dieser Reparaturmechanismus an der DNA jeder einzelnen Zelle erklärt, weshalb Intervallfasten das Leben verlängert.
Sirtuine sind die derzeit am besten untersuchten Enzyme, die für die Verlängerung unserer Lebenszeit verantwortlich sind. Sie sind

SCHALTEN SIE KRANKHEIT VERURSACHENDE GENE AB

Lange war man davon überzeugt, dass die Gene unveränderlich seien. Die individuelle Lebensweise fördere dann, als weiterer Faktor, Gesundheit oder Krankheit. Seit einigen Jahren weiß man aber, dass Einflüsse wie Fasten, Ernährung, Umwelt, Stress und Gefühle unsere Gene verändern, indem sie die genetische »Verpackung« modifizieren. Das bedeutet ganz konkret: Ihre persönliche Lebensweise führt dazu, dass bestimmte für Gesundheit oder Krankheit mitverantwortliche Gene an- oder abgeschaltet werden und dass sogar die Struktur der Gene selbst verändert wird. Neuste Untersuchungen bestätigen dies. Besonders bei Krebserkrankungen, Altersdiabetes und Herzerkrankungen weiß man heute, dass epigenetische, also übergeordnete Mechanismen zu 90 bis 95 Prozent für die Entstehung dieser Krankheiten verantwortlich sind. Nur zu fünf bis zehn Prozent wirken sich die ererbten, genetischen Anlagen aus. Das bedeutet, dass wir mit unserer Lebensweise krank machende Gene abschalten und gesund machende Gene anschalten können. Genau diese Prozesse finden statt, wenn Sie den in diesem Buch beschriebenen Vorgehensweisen folgen.[21]

das Gegenteil von freien Radikalen. Bei ihnen handelt es sich um zellschützende Proteine. Solange sie aktiv bleiben, sind sie in der Lage, den Gesundheitszustand zu erhalten und zu verbessern und die Lebenszeit zu verlängern. Das ist beachtenswert, vielleicht sogar dramatisch.

SEROTONIN WIRD AUSGESCHÜTTET

Das Glückshormon Serotonin sorgt bei uns Menschen für gute Stimmung, indem es bestimmte Areale im Gehirn biochemisch aktiviert. Das spürbare Resultat ist eine tiefe und ruhige Zufriedenheit. Ein zu voller Bauch, Ärger, Stress, Überlastung oder Unzufriedenheit verdrängen oder verhindern solche Glücksgefühle jedoch.
Diese negativen Zustände »verbrauchen« zu viel Serotonin und verursachen ein Verlangen nach Ersatzbefriedigung in Form von noch mehr Essen. Die nächste Schlechte-Laune-Phase ist damit sozusagen vorprogrammiert. Dieser Kreislauf führt nicht selten zu depressiven Störungen, Angstzuständen und extremem Energieverlust.

Intervallfasten macht glücklich

In dem Augenblick, in dem Sie sich für das Intervallfasten entscheiden, unterbrechen Sie das Stimmungstief. Auch das lässt sich entwicklungsgeschichtlich begründen: Während der Hungersnot durfte der Mensch auf keinen Fall in Hoffnungslosigkeit verfallen. Zum Überleben war es notwendig, psychisch stark und in guter Stimmung zu bleiben. Auch hier spielen die Ketonkörper wieder eine entscheidende Rolle, denn sie sind mit dafür verantwortlich, dass der Botenstoff Serotonin vermehrt gebildet wird. Auch deswegen macht Intervallfasten glücklich.

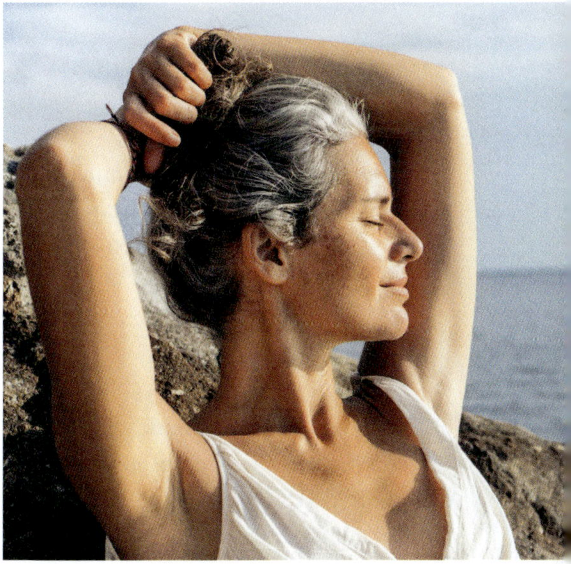

Wenn Sie bestmögliche Gesundheit und Wohlgefühl in Ihr Leben bringen wollen, dann sollten Sie es auf jeden Fall mit Intervallfasten probieren!

ENTZÜNDUNGSPROZESSE

Entzündungen werden meist missverstanden, weil sie oft für etwas Schlechtes gehalten werden, was gestoppt werden muss. Eine

DER DARM – SITZ DER GEFÜHLE UND DER GESUNDHEIT

Sie kennen das Kribbeln im Bauch, wenn Sie aufgeregt sind, oder auch das ungute Gefühl, wenn Sie nicht »auf Ihren Bauch hören« und mit dem Kopf eine Entscheidung treffen – die sich dann meistens als nicht die beste herausstellt.

UNSER DARM – SITZ DER GESUNDHEIT

Im Darm befinden sich mindestens genauso viele Nervenzellen wie in unserem Gehirn. Auch Zelltypen, Signalstoffe und Rezeptoren sind mit denen des Gehirns identisch. Unser Darm produziert über 40 verschiedene psychoaktive Stoffe, die unser Gefühlsleben maßgeblich bestimmen. Serotonin etwa wird zu über 90 Prozent in der Darmwand hergestellt und gelagert. Stimmungen sind mit unserem Verdauungssystem eng verkoppelt. Unser »Darmgehirn« verdient den Status eines Hochbegabten. Dass hier zusätzlich verdaut wird und unser Immunsystem seinen Hauptsitz hat, sind weitere Gründe, weshalb in der Naturheilkunde immer davon gesprochen wird, dass sich der Sitz der Gesundheit im Darm befindet.

DAS MIKROBIOM

Allein die Anzahl der Darmbakterien – die etwa zehnmal so groß ist wie die der Körperzellen – lässt die ungeheure Vielfalt der Aufgaben erahnen, die dieses System zu bewältigen hat. Ein neuer Begriff für die Summe aller Darmbakterien etabliert sich gerade – das Mikrobiom. Je nach Ernährungsweise, Gemüts- und Gesundheitszustand verändert sich die Vielfalt dieser Bakterienkolonien und -arten. Je größer die Vielfalt, umso effektiver kann unser Verdauungsorgan seine mannigfaltigen Aufgaben bewerkstelligen.

UNTERSTÜTZEN SIE IHRE DARMFLORA

Das Fasten kann Ihren Darmtrakt in seiner Verdauungs- und seiner Immunfunktion massiv unterstützen. Durch bestimmte Ketonkörper, die Beta-Hydroxybuttersäure und durch die erholsame Ruhepause der Verdauungstätigkeit bekommen die für uns gesunden »guten« Darmbakterien richtig Aufwind. Zuvor wurden sie von den krankmachenden dominiert und in Schach gehalten. Durch das Fasten erlangen die guten Darmbakterien wieder die Oberhand und vermehren sich unaufhaltsam. Täglich 16 Stunden Fasten ist damit das beste Probiotikum für den Aufbau einer gesunden Darmflora.

Entzündung ist aber immer etwas Gutes. Sie »entzündet« immer einen vom Körper als notwendig erachteten Heilungsprozess.

Chronische Entzündungen

Der genetisch nicht geplante chronische Entzündungsprozess entsteht einfach dadurch, dass die Reparaturvorgänge nicht beendet werden können. Obwohl es in der Medizin bekannt ist, dass Entzündungen dafür da sind, die Integrität des Körpers zu erhalten oder wiederherzustellen, werden sie unverständlicherweise oft mit entzündungshemmenden Medikamenten bekämpft.
Nehmen wir als Beispiel die Achillessehnenentzündung. Sie entsteht durch zu hohen muskulär-faszialen Zug im Bereich der Wadenmuskulatur. Er verursacht Mikrorisse, die Sehne schwillt an, weil Reparaturvorgänge in Gang kommen, und wird schmerzempfindlich. Wird der zu hohe Zug nicht reduziert, entstehen immer wieder Einrisse, die Entzündung, also die Reparatur wird chronisch, weil sie nicht abgeschlossen werden kann. Anstatt den muskulär-faszialen Zug zu normalisieren, wird Kortison gespritzt und die Reparatur gewaltsam beendet. Kein Wunder, dass diese Achillessehne nie ausheilen kann und nicht selten reißt.

Intervallfasten beendet Entzündungen

Beendet im Sinne von Heilen werden Entzündungsprozesse auf natürliche Weise nur, wenn sie ihre Funktion erfüllt haben. Das heißt, wenn die Stoffwechselentgleisung beseitigt oder die Struktur repariert ist. Je gesünder wir leben, desto schneller passiert das. Immer dann, wenn wir solche Entzündungen mit dem Brecheisen beenden, stören wir den vom Körper initiierten Heilungsprozess. Intervallfasten heilt die Entzündung, indem die Reparatur abgeschlossen wird. Ich kann bei intervallfastenden Patienten immer wieder beobachten, dass der im Blut hoch spezifische Entzündungsmarker CRP (das Eiweiß C-reaktives Protein) wieder in den Normbereich fällt.[22]

Intervallfasten stärkt die Immunkräfte und beugt so beispielsweise gegen eine Ansteckung mit dem gefährlichen Grippevirus vor.

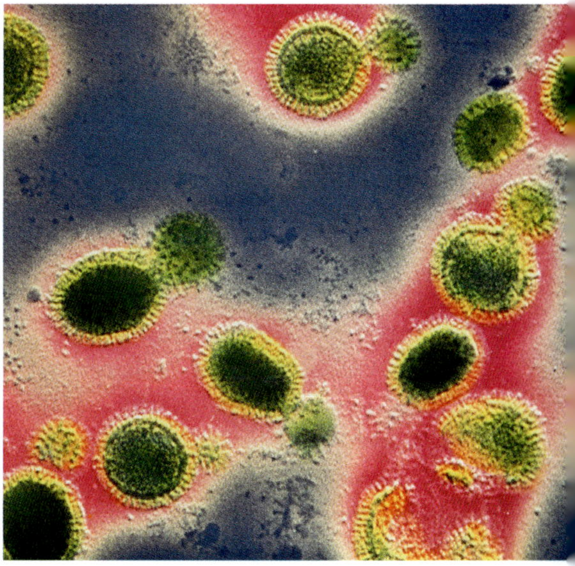

GESUNDER FASTENSCHLAF

Wir Menschen verschlafen ungefähr ein Drittel unserer Lebenszeit. Übrigens: Während Sie schlafen, arbeitet Ihr Körper auf Hochtouren. Sie werden im Durchschnitt 28 Mal pro Nacht wach, bewegen sich, verhindern damit, dass es zu Durchblutungsstörungen kommt, und regulieren Ihren Wärmehaushalt. Meistens erinnern Sie sich an diese Wachphasen nicht. Nur wenn Sie länger als drei Minuten wach liegen, wird Ihnen das bewusst. Oft hilft das Wissen, dass nächtliches Aufwachen normal ist, dass solche »Schlafstörungen« nicht mehr als Problem empfunden werden und man beruhigt weiterschlafen kann.

Hormone regulieren unseren Schlaf

Die allerbeste Voraussetzung für einen erholsamen Schlaf ist ein einwandfrei arbeitendes Hormonsystem, das dazu beiträgt, die Altlasten des Vortags zu beseitigen, und den Organismus mit ausreichend viel Energie für den kommenden Tag versorgt. Der Körper reguliert seine Temperatur etwas nach unten, was die Anti-Aging-Enzyme **(siehe Seite 27–29)** aktiviert. Perfekt organisiert, wechseln sich die verschiedenen Hormone bei ihren Aufgaben ab. Das Schlafhormon Melatonin führt uns in die intensiven Tiefschlafphasen. Das wichtigste Nachthormon, das Wachstumshormon Somatropin, lässt Kinder wachsen, repariert bei Erwachsenen die Zellunfälle, regt die Zellneubildung an und lässt uns morgens mit dem Gefühl erwachen, »Bäume ausreißen zu können«. Das männliche Geschlechtshormon Testosteron baut Muskeln auf und Fett ab. Das Hormon Leptin bremst nachts den Hunger und auch meist noch am nächsten Morgen. Auch die Schilddrüse nutzt die Nacht, um ihre Hormone zu produzieren und um gut auf die wichtige Stoffwechselarbeit des nächsten Tages vorbereitet zu sein. Ab etwa drei Uhr leitet das Stresshormon Cortisol das Aufwachprogramm ein.

Sagen Sie Schlafstörungen ade

Schlafstörungen können die Lebensqualität massiv einschränken, doch lassen sie sich meist gut beseitigen. Schlafmittel und Unter-

DIE SCHLAFPHASEN

Unser Schlaf besteht aus fünf unterschiedlichen Phasen. Man unterscheidet zwei Einschlafphasen, den leichten Tiefschlaf, den richtigen Tiefschlaf sowie die Traumphasen, auch als REM-Schlaf bekannt. Ein Viertel der Zeit sind wir auf diesen Traumreisen unterwegs, bei denen unser Körper außerordentlich aktiv ist, obwohl wir uns oft nicht daran erinnern können. Zwei bis drei Tiefschlafphasen machen das nächste Viertel aus und die restliche Hälfte der Nacht befinden wir uns im leichten Schlaf.

suchungen in Schlaflabors sind häufig nicht notwendig, denn die Hauptursache ist nicht selten ein überfüllter Magen. Spätes, schwer verdauliches Essen in schlechter Kombination macht guten Schlaf und die nächtliche Erholung quasi unmöglich. Tiefschlafphasen können mit vollem Magen nicht erreicht werden. Gute Erholung wird damit unmöglich. Die Folge ist bleierne Schwere am Morgen. Das Aufstehen wird zur Qual. Leider halten viele Menschen diesen Zustand für ganz normal – sie kennen es nicht anders. Essen Sie daher möglichst um 18 Uhr, jedoch spätestens um 20 Uhr eine kleine kohlenhydratarme, leichte Mahlzeit (**siehe Seite 108–135**). Damit Ihr Magen leer ist, wenn Sie zu Bett gehen, empfiehlt sich ein abendlicher Verdauungsspaziergang. Sie finden wunderbare Rezepte fürs Abendessen im 14-Tage-Einsteigerprogramm dieses Buches (**siehe Seite 108–135**).

DAS BAUCHFETT SCHMILZT

Wie Sie bereits wissen, heizt das Intervallfasten die Fettverbrennung an. Aber dass die Ketonkörper sich besonders über das unschöne, vor allem aber ungesunde Bauchfett (Eingeweidefett, viszerales Fett) hermachen, ist der noch viel interessantere Aspekt. Dieses Bauchfett ist für Herz-Kreislauf-, Autoimmun- und Demenzerkrankungen sowie Diabetes mellitus und Krebs mitverantwortlich, weil es viel mehr entzündungsverursachende Fettgewebshormone als andere Fettgewebe produziert. Unbemerkt setzt sich dieses Fett zunächst an die Bauchorgane an und ist äußerlich unsichtbar. Erst mit weiterer Gewichtszunahme macht es sich auch am Bauch bemerkbar. Fett rund um die Körpermitte ist gesundheitsschädlich – im Gegensatz zum sogenannten Hüftgold.

UNGESUNDER BAUCHUMFANG

Messen Sie Ihren Bauchumfang mit einem Maßband in Höhe Ihres Bauchnabels. Bei Frauen sollte er nicht mehr als 80 Zentimeter betragen. Männer haben ab 94 Zentimetern Bauchumfang ein erhöhtes Risiko, krank zu werden (**siehe Seite 34**). Wenn Sie als Frau mehr als 88, als Mann mehr als 104 Zentimeter Bauchumfang messen, tragen Sie eindeutig zu viel Bauchfett mit sich herum und sind wahrscheinlich schon krank oder kurz davor, es zu werden. Mit jedem weiteren Zentimeter steigt diese Wahrscheinlichkeit noch. Bewegungsarmut, falsche Ernährung, allem voran zuckerhaltige Nahrungsmittel und ein Zuviel an tierischen Eiweißen, sowie Dauerstress und ein damit einhergehender erhöhter Cortisolspiegel sind gesicherte Faktoren, die das Bauchfett wachsen lassen.[23]

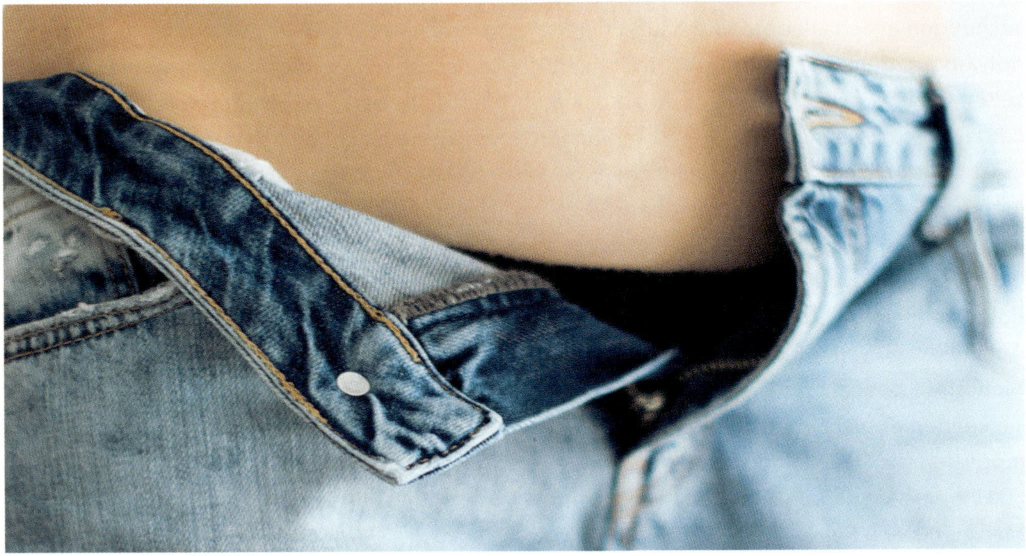

Achten Sie Ihrer Gesundheit zuliebe auf Ihren Bauchumfang. Dabei gilt die goldene Regel: Jeder Zentimeter weniger bringt mehr Gesundheit! Ziel sollte sein, dass er auch ohne bewusstes Einziehen möglichst wenig vorwölbt.

Bauchfett macht »blind« für die eingetretene Sättigung

Bauchfett macht uns unersättlich, weil es dafür sorgt, dass das »Ich bin satt«-Hormon Leptin vom Gehirn nicht mehr als solches erkannt wird. Deswegen werden Betroffene nie richtig satt. Fälschlicherweise wird ihnen permanent über ihre entgleiste Körperchemie vorgegaukelt, ihr Körper brauche mehr Nahrung. Daraus resultiert regelmäßig eine viel zu hohe Nahrungszufuhr, oft verbunden mit Insulinresistenz und in der Folge die Entstehung von Altersdiabetes, den heute immer jüngere Menschen bekommen. Ein gestörter Zuckerstoffwechsel führt weiterhin zu erhöhten Fettwerten im Blut und damit zu den gefürchteten Gefäßkrankheiten.

Bauchfett führt zu Entzündungen

Bauchfett schüttet entzündungsverursachende Botenstoffe (Zytokine) aus, die den gesamten Körper in einen chronischen Entzündungszustand versetzen, womit wieder die Gefäßerkrankungen gefördert werden, woraus Herzinfarkte oder Schlaganfälle resultieren können. Fatal ist, dass Bauchfett gleichzeitig Hemmstoffe produziert, die der Auflösung von Blutgerinnseln entgegenwirken. Dadurch können größere Thromben heranwachsen, welche die Gefäße verstopfen oder sich von den Gefäßwänden ablösen und eine Embolie oder einen Infarkt im Herzen oder Gehirn verursachen können.[24]

Schnell weg mit dem Bauchfett

Die eben beschriebenen Folgen von Fettdepots im Bauchbereich bieten ausreichend Gründe, um sich so schnell wie möglich von ihnen zu verabschieden, indem Sie sie gezielt abbauen. Der beste und schnellste Weg dazu ist, das in diesem Buch beschriebene neue Lebensstilkonzept des Intervallfastens umzusetzen – in Kombination mit einer hauptsächlich pflanzlichen Ernährung und gezielt eingesetzter Bewegung.

ZAHL DER STAMMZELLEN STEIGT

Valter Longo fand heraus, dass beim Fasten die Zahl der weißen Blutkörperchen sinkt. In dieser Situation recycelt der Organismus die alten Immunzellen und aktiviert gleichzeitig die Bildung neuer, deren Leistungsfähigkeit höher ist. Früher ging man davon aus, dass diese Abwehrzellen mit der Zeit schwächer werden und man nichts gegen diese Prozess tun könne. Daher kommt auch die Auffassung, dass wir mit zunehmendem Alter anfälliger für Krankheiten seien. Heute wissen wir, dass regelmäßiges Fasten und Intervallfasten im Körper eine Art Regenerationsschalter umlegt und die Signalwege für Stammzellen aktiviert, die vom Blut und der Immunabwehr gebildet werden. Außerdem hat das Forschungsteam um Valter Longo herausgefunden, dass Fasten ein Enzym namens PKA (Proteinkinase A) senkt, wodurch die Regulierung und Selbsterneuerung sowie die Fähigkeit zur Differenzierung von Stammzellen (Pluripotenz) gefördert werden.

All diese Prozesse machen einen Organismus gesund und erhöhen dadurch seine Lebensdauer.[25] Die Stammzellen sind also in der Lage, sich zu jedem Zelltyp eines Körperbereichs zu entwickeln, in dem sie gebildet werden. Durch das Intervallfasten können Sie sich sozusagen runderneuern.

Probieren geht über Studieren

Vor allem in der humanmedizinischen Forschung ist man sehr zurückhaltend damit, die beeindruckenden Ergebnisse des Intervallfastens aus den Tierversuchen 1:1 auf den Menschen zu übertragen. Noch fehlen Langzeitergebnisse, denn es ist quasi unmöglich, Menschen über Jahre unter Laborbedingungen fasten zu lassen.

Auch können viele andere Lebensstil-Parameter einen Einfluss auf die Ergebnisse haben. Lassen Sie sich nicht davon abhalten, Ihre eigene Studie an sich selbst durchzuführen. Nur dann können Sie letztlich sicher sein, wie sich das Intervallfasten auf Sie auswirkt. Für mich sind die Schutz- und Reparaturwirkungen durch Intervallfasten ein vom Himmel geschickter Weg, um nötige Ganzkörperheilprozesse einzuleiten.

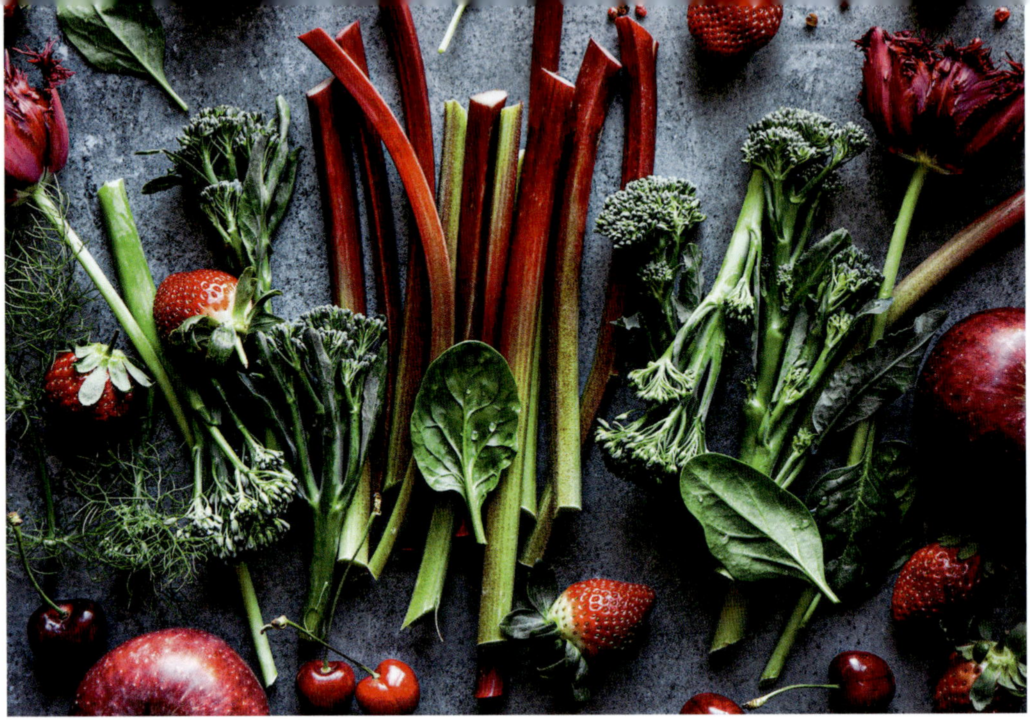

INTERVALLFASTEN ALS THERAPIE VON A BIS Z

Medikamente blockieren oder aktivieren meist nur einen begrenzten Stoffwechselausschnitt. Oft greifen sie in ein größeres Regelwerk ein und stören komplexe Abläufe, was teilweise starke Nebenwirkungen hervorruft. Als Ärztin möchte ich in lebensbedrohlichen Situationen nicht auf Akutmedikamente verzichten, setze sie aber, wenn möglich, nur begleitend zu den natürlichen Maßnahmen ein.

DIE GANZHEITLICHE ALTERNATIVE

Fasten ist der bedeutendste Aufruf an den Körper, seine genetisch »eingebauten« Selbstheilungskräfte zu aktivieren. »Wie Gesundsein wirklich funktioniert, kann jeder verstehen!« Diese Erkenntnis hat mich seit jeher fasziniert. Es musste einen einfachen Schlüssel zur Gesundheit geben, davon war ich immer überzeugt. Es konnte doch nicht sein, dass die hochkomplizierte Biochemie und Biophysik erst einmal verstanden werden müssen, um zu wissen, was man für seine eigene Gesundheit tun kann. Die biologischen Zusammenhänge sind im Vergleich zu den komplizierten medizinischen Naturwissenschaften sehr gut nachvollziehbar. In diesem Kapitel beschäftigen wir uns mit den häufigsten Krankheiten unserer Zeit. Sie werden erfahren, weshalb das Intervallfasten als Prävention nahezu bei all diesen Krankheiten eine wesentliche Rolle spielt und warum auch im Krankheitsfall Verbesserungen bis hin zur Heilung erzielt werden können.

DAS HORMESIS-PRINZIP

»Erst kommt der Reiz – dann die Reaktion!« Wir naturheilkundlich denkenden Ärzte wissen, dass kurze Stressphasen durchaus positiv für uns Menschen sind, da sie als Impulsgeber die Selbstregulation, also die Aktivierung unserer körpereigenen Heilungskräfte, auslösen. Dieses Zusammenspiel, als Hormesis-Prinzip bekannt, wurde schon immer in ganzheitlichen Therapiemethoden eingesetzt: darunter etwa die einfachen Kälte- oder Wärmereize, wie das Saunieren oder die Kneippschen Güsse, aber auch die Reize von Seeluft oder Gebirgsklima. Noch im letzten Jahrhundert gab es viele Sanatorien, die sich dieses Wissens bedienten. Sonnenkuren gehörten ebenfalls dazu.

Fieber – heilsamer als Medizin

Auch Fieber ist eine vom Körper ausgelöste Reizfunktion. Stoppt man sie durch Arzneimittel, werden die Symptome zwar gelindert oder beseitigt. Scheinbar sind die Patienten gesund. Das ist verlockend, aber so gut wie nie nachhaltig, denn »die Arbeit« konnte nicht beendet werden. Nehmen Sie auch bei der leisesten Erkältung ein fiebersenkendes Medikament ein und arbeiten weiter? Tun Sie

DIE UNTERSCHÄTZTEN GEFAHREN VON MEDIKAMENTEN

Wie oft kommen Medikamente auf den Markt, die erst nach Jahren ihre tatsächlichen Auswirkungen bis hin zu tödlichen Nebenwirkungen offenbaren. Traurige Berühmtheit erlangten in diesem Zusammenhang die Präparate Lipobay, ein fettsenkendes Mittel aus der Gruppe der Statine, und Vioxx, ein nichtsteroidales Schmerzmittel aus der Gruppe der selektiven COX-2-Hemmer. Beide Medikamente wurden aufgrund von Todesfällen erst nach Jahren der Anwendung vom Markt genommen. Bitte unterschätzen Sie ebenso wenig die kaum untersuchten Gefahren von Wechselwirkungen bei der gleichzeitigen Einnahme mehrerer unterschiedlicher Medikamente.

es besser nicht! Denn wenn solche Befindlichkeitsstörungen unterdrückt werden, kann der Körper die Ursache nicht beseitigen und das Immunsystem »verlernt« seine Arbeit. Fieber ist nichts Schlimmes. Es ist ein Reiz des »inneren Arztes«, die Erreger durch die Aktivierung des Immunsystems selbst zu beseitigen (siehe Seite 35).

Was hat das alles mit Intervallfasten zu tun?

Im Rahmen der Fastenforschung hat man entdeckt, dass der Beginn jeder Hungereinheit mit einem kurzen Reiz, einem Entzündungsschub, einhergeht. Dies stellt die Physiologie auf den Kopf und löst ganze Kaskaden von biochemischen Reaktionen aus. Dabei werden für kurze Zeit vermehrt Stresshormone produziert. Dies ist ein notwendiger Reiz, um die anstehenden Reparaturprozesse in Gang zu setzen, die beim Fasten ablaufen. Erst kommt der Stress, dann die Produktion von Stammzellen, so Valter Longo. Bei schon »ausgebrochenen« Krankheiten ist unser Körper bereits einem Dauerstress ausgeliefert. Aber gerade diesen nimmt unser Organismus in der Fastenzeit zum Anlass, mit all seinem Können die Heilungsvorgänge zu aktivieren. Nicht selten habe ich die völlige Genesung von Patienten erleben können – durch Intervallfasten mit vollwertigen pflanzlichen Lebensmitteln in Kombination mit dem speziellen Bewegungsprogramm meines Mannes (siehe Seite 76–103).

Mit Intervallfasten zur Gesundheit

Ob zur Vorbeugung oder falls Sie bereits erkrankt sind, Intervallfasten ist immer eine Therapie, die Sie einsetzen können. So übernimmt der »innere Arzt« die Therapieleitung, und er macht nie etwas falsch. Krankheiten sind immer eine Aufforderung, eine Chance, unsere Lebensgewohnheiten zu überprüfen. Nicht selten ist Intervallfasten mit geeigneter Ernährung und speziellen Bewegungsübungen so kraftvoll, dass keine zusätzlichen Behandlungsmaßnahmen nötig sind. Wenn der Körper alleine es nicht mehr schafft, kann diese Methode natürlich noch mit anderen Therapien kombiniert werden. Aber aus Erfahrung weiß ich, dass das nur selten erforderlich ist. Ich kann Ihnen hier nur einen kleinen Ausschnitt des großartigen Heilvermögens zeigen, das Intervallfasten mit pflanzenbasierter Kost, idealerweise ergänzt durch gezielte Übungen, ermöglicht. Bitte gehen Sie davon aus, dass es so gut wie keine Krankheit gibt, bei der dieser Dreiklang »Essen, Fasten, Bewegen« Ihrem Körper nicht helfen kann, wieder gesund zu werden.

A WIE AKNE

Von Akne sind vor allem jüngere Menschen und Heranwachsende betroffen. Gerade im Pubertätsstress ist eine unreine Haut ein Riesenproblem. Salben und Antibiotika wirken wenig bis gar nicht, da die Ursache nicht behandelt wird. Haut ist für mich die Fortsetzung des nach außen gestülpten Verdauungstraktes. Ist der Darm aufgrund der Ernährung ebenso im Chaos wie das Gehirn während dieser Umbruchzeit, spiegelt sich dies oft in der äußeren Haut wider.

Ursachen

Das Wachstumshormon IGF-1 **(siehe Seite 21)** ist maßgeblich an der Reproduktion beteiligt. Durch ständiges Essen wird es im Übermaß gebildet. Übrigens auch durch den Verzehr von Tiermilchprodukten. Der Hautarzt Prof. Bodo Melnik, von der Uni Osnabrück, einer der führenden kritischen Wissenschaftler zum Thema Tiermilch, konnte nachweisen, dass eine zusätzliche Erhöhung von IGF-1 durch den Verzehr von Tiermilch zu schwerer Akne führen kann.[26]

Was das Intervallfasten bewirkt

Durch Intervallfasten können Sie Akne gut beeinflussen, wahrscheinlich sogar beseitigen. Durch das Fasten wird die Überproduktion von IGF-1 in der Leber gestoppt. Verstärkt wird dieser Prozess zusätzlich, wenn Sie Tiermilchprodukte meiden.

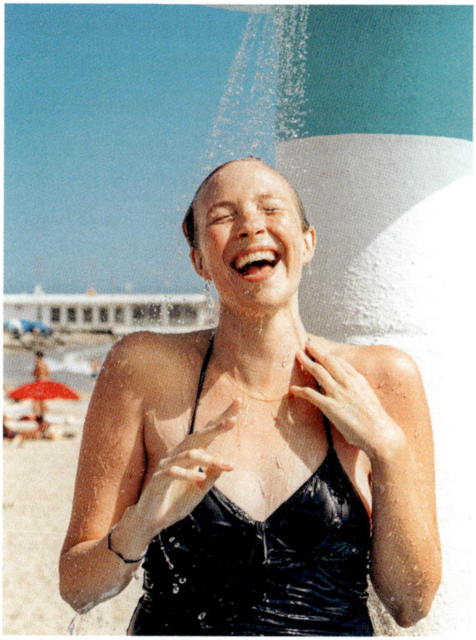

Wer nach der Methode des Intervallfastens lebt, der hat mit hoher Wahrscheinlichkeit keine Hautprobleme.

A WIE ASTHMA

Von Asthma sind weltweit über 300 Millionen Menschen betroffen und alle drei Minuten stirbt ein Mensch an dieser Krankheit. Verantwortlich gemacht werden insbesondere Allergene, die saisonal oder ganzjährig auftreten wie Hausstaub, Pollen, Tierhaare. Viel zu selten werden Kreuzallergene aus unseren Nahrungsmitteln berücksichtigt.

Was das Intervallfasten bewirkt

Meine Beobachtungen decken sich mit denen aus einer US-Studie **(siehe Seite 40)**, dass nach einer Intervallfastenzeit nach meiner Methode die asthmatischen Beschwerden sehr stark zurückgehen und die medikamentöse Therapie reduziert werden kann. Verständlich, denn das Intervallfasten wirkt auch hier immer antientzündlich.

FASTEN KANN VON ASTHMA KURIEREN

Eine US-Studie von 2007 hat die positive Wirkung des Kurzzeitfastens an übergewichtigen Asthmaerkrankten nachgewiesen. Untersucht wurden Lungenfunktion, allgemeines Krankheitsgefühl, oxidativer Stress und der hochsensitive Entzündungswert CRP.
Bereits nach zwei Wochen gab es erfreuliche Ergebnisse. Die Teilnehmer hatten acht Prozent ihres Gewichtes verloren, die Lungenfunktion war signifikant verbessert, der oxidative Stress hatte ebenso abgenommen wie die Entzündungsmarker. Diese Ergebnisse kenne ich seit vielen Jahren. Kombiniert man das Fasten noch mit speziellen Bewegungen und dem Meiden von Tiermilchprodukten, dann ist das Asthma oft verschwunden.[27]

B WIE BLUTHOCHDRUCK

Knapp die Hälfte der Deutschen hat Bluthochdruck. Nur jeder Zweite weiß davon. Von dieser Gruppe werden etwa 40 Prozent medikamentös behandelt. Nur ein Viertel von ihnen hat gute Werte. Da überhöhter Blutdruck zu den Hauptrisikofaktoren für Schlaganfall, Herzinfarkt und viele andere Herz-Kreislauf-Erkrankungen zählt, sollten Sie herausfinden, ob Ihr Blutdruck zu hoch ist. Der Optimalwert liegt bei 120/80 (systolischer Druck/diastolischer Druck).

Wenn der Blutdruck zu hoch ist

Wenn Ihr Blutdruck zu hoch ist, probieren Sie aus, ob er durch einfache Änderungen der Lebensführung gesenkt werden kann. Selbst die Deutsche Herzstiftung empfiehlt den Patienten, ihren Blutdruck zusätzlich auf natürliche Weise zu senken. Sie weist sogar darauf hin, dass die Erfolge so groß sein können, dass am Ende keine Blutdrucksenker mehr benötigt werden.

Was das Intervallfasten bewirkt

Gerne empfehle ich meine Methode des Intervallfastens. Aus Erfahrung weiß ich, dass sie häufig zum Erfolg führt. Falls der Blutdruck nicht rasch genug reagiert, überbrückt man den nötigen Zeitraum mit reduzierten Dosierungen der vorher eingenommenen Blutdrucksenker. Sobald das Intervallfasten mit der Ernährungsoptimierung und der Bewegung ausreicht, werden die Blutdruckmedikamente abgesetzt.

F WIE FIBROMYALGIE

Fibromyalgie heißt wörtlich übersetzt Faser-Muskel-Schmerz. Die Schulmedizin hält sie für nicht heilbar, nur zu lindern. Meist findet man keine Entzündungszeichen im Blut. Betroffen vom Leitsymptom Schmerz sind die Weichteile, also Muskeln, Bänder, Bindegewebe, Sehnen oder Schleimbeutel. Acht bis zwölf Schmerzpunkte am Körper werden als Hinweis auf dieses Krankheitsbild gewertet.

Aufgrund der typischen Beschwerden wird die Fibromyalgie zu den rheumatischen Krankheiten gezählt. Bei dieser Erkrankung kann es zu depressiven Verstimmungen kommen, die mit chronischer Müdigkeit, Schlafstörungen, Magen- und Darmbeschwerden gepaart sind.

Ursachen

Die Symptome erhöhen sich durch Wettereinflüsse, Stress, schlechte Ernährung oder Bewegungsarmut. Die herkömmlichen medizinischen Therapieansätze sind in der Regel unbefriedigend. Was und wie soll man therapieren, wenn die Ursache unbekannt ist? Daher werden meist Schmerzmittel und Antidepressiva gegeben, die oft starke Nebenwirkungen haben. Das ist nachvollziehbar, wenn man wirksame Therapieansätze nicht kennt. Das Leiden der Patienten soll ja zumindest gemindert werden. Durch unsere jahrelange Erfahrung mit der Liebscher & Bracht-Schmerztherapie wissen wir, dass die Ursache von Schmerzen so gut wie immer eine Kombination von zu hohen Spannungen der Muskeln und Faszien, falscher Ernährung sowie psychischen Belastungen und Umweltbelastungen ist.

Was das Intervallfasten bewirkt

Bei Fibromyalgie liefern Intervallfasten und Bewegung die wirkungsvollsten Hebel: Die Übungen führen zur Normalisierung der Spannungen im Bewegungssystem, die Heilwirkungen der Pflanzennahrung gleichen die Defizite der Bau- und Nährstoffe aus, das Fasten optimiert die Reparaturvorgänge, sodass die entzündlichen Zustände heilen und der entgleiste Stoffwechsel gesunden können. Verschiedene Nahrungsergänzungsmittel, unter anderem von mir entwickelte, können zur Genesung beitragen.

H WIE HERZ-KREISLAUF-ERKRANKUNGEN

Herz-Kreislauf-Erkrankungen sind in den westlichen Industrienationen die Todesursache Nummer eins, dicht gefolgt von den Krebserkrankungen. Plötzlicher Herztod, Herzinfarkt oder Schlaganfall sind die tödlichen Gefahren, die zu den Herz-Kreislauf-Krankheiten zählen.

Ursachen

Herz-Kreislauf-Erkrankungen geht meist eine Gefäßverkalkung voraus, die durch den modernen Lebensstil – Fehlernährung und mangelnde Bewegung – täglich zunimmt. Für die dafür verantwortlichen Entgleisungen wie Fettstoffwechselstörung, Bluthochdruck, Übergewicht und Zuckerkrankheit sind wir zu fast 100 Prozent selbst verantwortlich. Alle diese bedrohlichen Veränderungen, die unter dem Begriff metabolisches Syndrom (gerne auch »das tödliche Quartett« genannt) zusammengefasst werden, können Sie wieder rückgängig machen.

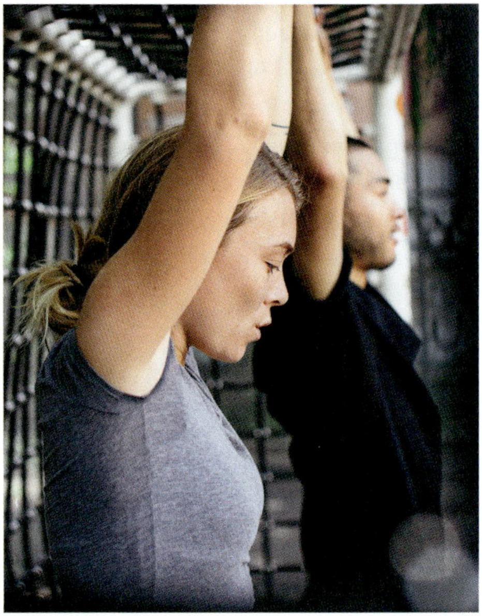

Intervallfasten in Kombination mit den hier gezeigten Übungen und regelmäßiges Ausdauertraining sind die beste Vorsorge gegen Herz-Kreislauf-Erkrankungen.

Was das Intervallfasten bewirkt

Ich selbst habe oft genug erlebt, dass Intervallfasten, kombiniert mit pflanzlicher Nahrung und unserem Liebscher & Bracht-Spezialtraining sowie einer Reduzierung von Dauerstress, größtes Potenzial an Heilungskraft auch bei diesen Erkrankungen hat.
Da ich seit 30 Jahren so arbeite und sehr viele Patienten gesunden sah, möchte ich Ihnen Mut machen, Ihren Gesundheitsprozess selbst einzuleiten. Es ist sogar möglich, Ablagerungen wieder abzubauen. Bereits nach vier bis sechs Wochen können sich Ihre Blutwerte erheblich bessern, die gefürchtete Atemnot bei Angina pectoris wird täglich weniger und nach etwa einem Jahr können die Gefäße wieder frei sein.

K WIE KREBS

Bei einer Krebserkrankung zu fasten war bisher ein absolutes Tabu. Viele meiner Kollegen kennen die neusten Forschungsergebnisse dazu fatalerweise noch nicht. Der Grund ist klar: Es gibt für Ärzte leider noch keine Pflicht, sich in Ernährung fortzubilden. Ich selbst habe mein Wissen nur durch Selbststudium, Erfahrungen mit meinen Patienten und die Freundschaft zu Claus Leitzmann (**siehe Seite 9**) bekommen.
Das Problem ist, dass Patienten selbstverständlich davon ausgehen, dass ihr Arzt ernährungsmedizinisches Wissen hat. Aber anstatt diese Wissenslücke zuzugeben, wird oft laienhaft argumentiert, dass Menschen sich einfach gemischt ernähren sollten und so, wie es ihnen schmeckt.
Mich macht das traurig und wütend. Wird doch den Kranken und auch den Krebskranken die wundervolle Heilwirkung des Intervallfastens vorenthalten oder sogar als hochgefährlich beschrieben. Wenn Sie dieses Buch gelesen haben, werden Sie mehr über die Zusammenhänge von Intervallfasten und Gesundheit wissen als die meisten Ärzte.
Denn die beschriebenen Effekte sind leider noch kaum bekannt, obwohl die brisanten

und frappierenden Forschungsergebnisse von Valter Longo zunehmend von weiteren Forschungsteams bestätigt werden.

Was das Intervallfasten bewirkt

Meist kommen Krebspatienten erst zu mir, nachdem sie sich in schulmedizinische Behandlung mit Chemotherapie und Bestrahlung begeben haben. Sie kombinieren dann diese Behandlungen mit meiner Vorgehensweise. Intervallfasten führt zu einer besseren Verträglichkeit der Chemotherapie mit weniger Nebenwirkungen und zu einer effektiveren Wirkungsweise (**siehe Seite 27**).[28]

M WIE MIGRÄNE

Mittlerweile leiden schon 75 Prozent der Achtklässler an Migräne oder Kopfschmerzen. Tendenz steigend! Die genauen Ursachen für Kopfschmerzen bleiben meist unentdeckt, sofern Hirntumore und Halswirbelsäulenschäden ausgeschlossen werden können. In der Regel wird medikamentös behandelt, der Schmerz also unterdrückt, ohne die Ursachen zu kennen.

Ursachen

Häufige Ursachen sind meiner Erfahrung nach zu hohe Spannungen der Muskeln und Faszien im Bereich der Halswirbelsäule und des Kopfes. Durch sie entstehen Nackenverspannungen, Kopfschmerzen und Migräne. Gründe für die zu hohen Spannungen sind Bewegungsmangel und zu langes Sitzen. Stress, falsche Ernährung und vielerlei belastende Umwelteinflüsse treiben die Spannung weiter nach oben. Meist handelt es sich also um Alarmschmerzen, die strukturelle Schädigungen oder Überbeanspruchungen der Halswirbelsäule, vor allem der Bandscheiben, verhindern sollen. Wird dieser Alarm zu lange ignoriert oder durch Schmerzmittel unterdrückt, kommt es genau zu den Schädigungen, die der Körper verhindern wollte: Bandscheibenvorfälle und Vorwölbungen, Facettengelenksarthrose, Gleitwirbel oder Fehlhaltungen.

Was das Intervallfasten bewirkt

Durch das Intervallfasten und die Übungen lösen sich diese Ursachen weitgehend auf. Letztere dehnen die Verkürzungen der Muskeln und Faszien im Bereich des Nackens und Kopfes. Die pflanzliche Ernährung, optimiert durch Nahrungsergänzungsmittel, die auch bei Schmerzen eingesetzt werden (**siehe Seite 45**), und kombiniert mit den Effekten des Fastens, trägt zusätzlich dazu bei, Spannungen der Muskeln und Faszien zu normalisieren. So wird Migräne heilbar.

N WIE NEUROLOGISCHE ERKRANKUNGEN

Zu den neurologischen Erkrankungen gehören beispielsweise Depressionen, Angstzustände, Konzentrationsstörungen, Demenzerkrankungen, Morbus Parkinson oder Multiple Sklerose, um nur einige zu nennen.

Ursachen

Durch unsere moderne Lebensweise befinden sich die Menschen nur selten im Fettstoffwechsel, um Energie zu gewinnen. Aber gerade die Ketonkörper sind es, die auf unser neurologisches System hervorragende Wirkungen haben. So wird beispielsweise seit vielen Jahren Fasten erfolgreich als Therapie bei Epilepsie eingesetzt.

Was das Intervallfasten bewirkt

In Russland wird die Fastentherapie seit Jahrzehnten erfolgreich bei schweren seelischen Problemen eingesetzt – eindrucksvoll geschildert in der arte-Dokumentation *Fasten und Heilen* (2015), in der sich einige der derzeit bedeutendsten Forscher und Mediziner auf diesem Gebiet äußern.
So konnte Mark Mattson, einer der bekanntesten Neurobiologen, in vielen Tierversuchen nachweisen, dass das Gehirn im Fastenmodus körpereigene Opiate produziert. Auch steigt der Nervenwachstumsfaktor BDNF (*Brain-derived neutrophic factor*) während der Fastenzeiten deutlich an. Er sorgt maßgeblich dafür, dass unser Gehirn gut funktioniert, gesund bleibt und sein Besitzer auch in guter Stimmung ist.[29]
Eine weitere wichtige Aufgabe haben wieder die Ketonkörper, die unserem Gehirn im Fastenstoffwechsel die benötigte Energie liefern (**siehe Seite 24–25**). Sie haben auf neurologische oder psychische Erkrankungen insgesamt eine heilende Wirkung. Selbst bei ererbten neurologischen Krankheiten scheint Fasten den nicht abwendbaren Verlauf zumindest hinauszuzögern.

R WIE RHEUMA

Rheuma gehört zu den Autoimmunerkrankungen. Bei der Entstehung sind chronische Entzündungsprozesse durch unser Ernährungsverhalten und die zunehmende Umweltbelastung mitverantwortlich.

Ursachen

Die Gründe dafür sind gut erforscht. Wir wissen zweifelsfrei, dass tierische Nahrungsmittel wie Fleisch, Wurst, Eier, Fisch und Milchprodukte Entzündungsprozesse im Körper fördern oder gar initiieren. Kommt noch chronischer Stress mit Schlafmangel hinzu, ist das Immunsystem überfordert. Unsere eigene Körperpolizei – das Immunsystem – kann nicht mehr differenzieren und richtet sich gegen uns selbst.

Was das Intervallfasten bewirkt

Ein derart »durchgedrehtes« Immunsystem braucht viel Unterstützung und einige Zeit, bis es wieder »zur Besinnung« kommt. Genau das passiert bei diesem Intervallfasten, weil die Belastungen durch gute Ernährung und Essenspausen unterbunden werden. So, als ob man bei einem Computer die »Reset«-Taste drückt, wird quasi eine Neuorganisation durchgeführt und unser genetisch eingebautes Heil- und Reparaturprogramm startet durch. Dass Fasten bei Rheuma hilft, ist lange bekannt. Aber auch diese Forschungsergebnisse sind noch nicht bei allen Rheumatologen angekommen. Unglaublich, denn gerade diese Autoimmunerkrankung mit teils unerträglichen Schmerzen ist ein Paradebeispiel dafür, wie Intervallfasten in kurzer Zeit Linderung verschaffen kann.[30]

S WIE SCHMERZEN

Schon vor unserer Schmerztherapie beobachtete ich bei Patienten immer wieder, dass allein durch Optimierung der Ernährung Rückenschmerzen oder Migräne sich besserten oder ganz verschwanden. Wie vielen anderen Therapeuten war mir aber nie klar, was genau da vor sich ging. Ich beobachtete oft, dass es funktionierte, aber es gab auch Patienten, die nicht reagierten.

Ursachen

Heute kennen wir den Mechanismus: Es ist meist die zu hohe muskulär-fasziale Spannung, die den Schmerz erzeugt – und zwar so ziemlich jeden der heute am häufigsten auftretenden. Da wir diese zu hohe Spannung abschalten können, funktioniert unsere Schmerztherapie so überzeugend. Die Übungen gewährleisten dann die dauerhafte Schmerzfreiheit. Vor allem bei sehr schweren chronischen Schmerzen, Fibromyalgie, Multipler Sklerose und ähnlichen Zuständen empfehle ich zusätzlich meine Methode des Intervallfastens und das Ernährungsprogramm. Da bei Schmerzen und Verschleiß im Bewegungssystem meist Nährstoffe fehlen, können hier besondere Nahrungsergänzungsmittel, unter anderem von mir entwickelte, diese Defizite ausgleichen.

Was das Intervallfasten bewirkt

Da der Körper auf Einflüsse, die ihm guttun, mit Entspannung reagiert, hilft das in diesem Buch vorgestellte Intervallfastenprogramm bei den meisten Schmerzzuständen.

S WIE SODBRENNEN

Beim Sodbrennen fließt Magensäure in die Speiseröhre. Die Symptome reichen vom Druckgefühl im Oberbauch über Brennen in der Kehle und morgendlicher Heiserkeit, Räuspern oder Husten bis zum massiven Wundgefühl hinter dem Brustbein. Die ständige Entzündung kann zu chronischem Aufstoßen, Schluckbeschwerden, Husten, Kehlkopfentzündung, Asthma sowie Speiseröhrenkrebs führen. Normalerweise wird Sodbrennen durch einen am Mageneingang liegenden Schließmuskel verhindert. Dieser funktioniert wie ein Ventil und verhindert, dass aggressive Magensäure die empfindliche Schleimhaut der Speiseröhre schädigt.

Ursachen

Die bisher noch weitgehend unbeachtete Hauptursache für das Sodbrennen ist eine zu hohe Spannung des Zwerchfells und seiner Faszien. Sie entsteht in erster Linie durch eine zu flache Atmung. Da das Zwerchfell die Speiseröhre im Bereich des Schließmuskels umschließt, stört die zu hohe Spannung dessen Funktion. Dadurch kann Magensaft in die Speiseröhre fließen. Häufig liegt gleichzeitig noch ein ebenfalls durch die Verspannung ausgelöster Zwerchfellbruch vor. Erst durch die gestörte Schließmuskelfunktion kommt es also zu Sodbrennen. Wenn nun noch häufig üppige Mahlzeiten, fette, scharfe Speisen sowie Alkohol, Nikotin und Kaffee genossen werden und den Druck aus dem Magen noch verstärken, nimmt das Sodbrennen deutlich zu. Auch Stress verstärkt das Sodbrennen, da dann die Muskelspannung zusätzlich steigt.

Was das Intervallfasten bewirkt

Intervallfasten wirkt sowohl auf die Hauptursache als auch die verschiedenen Auslöser positiv ein. Die körperlichen Übungen tragen zur Entspannung des Zwerchfells bei. Das tägliche Fasten lässt dem Magen Zeit zum »Aufräumen« und dem Verdauungssystem zum Entspannen. Wer vor allem nachts unter Sodbrennen leidet, sollte mindestens vier Stunden vor dem Schlafengehen nichts mehr essen. Der Verzicht auf Süßigkeiten, fette, tierische Mahlzeiten und Genussmittel reduziert den Einfluss der Auslöser fast vollständig.

Ü WIE ÜBERGEWICHT

Mit 65 Jahren sind 76 Prozent der Männer und 56 Prozent der Frauen übergewichtig. Hauptgrund ist der hohe Konsum von tierischem Eiweiß (Fleisch, Milch) und zuckerhaltigen Nahrungsmitteln. Wir essen zu viel und zu ungesund. Eine vollwertige pflanzliche Ernährung ist das Beste, was Sie für ein langes, gesundes Leben tun können.

Ursachen

Das Hormon Leptin reguliert unseren Energiehaushalt und damit unser Körpergewicht. Wir alle produzieren es im Fettgewebe. Je mehr die Fettspeicher gefüllt sind, umso mehr Leptin wird ausgeschüttet und gelangt ins Blut. Das Gehirn registriert es und weiß nun, dass der Energiespeicher voll ist. Deswegen produziert es ein wohliges Sättigungsgefühl, gute Stimmung und Lust auf Bewegung. Im Hungerzustand fehlt das Leptin im Blut: Das Gehirn ist in Alarm und leitet das Hungergefühl ein. Wenn dann nichts gegessen wird, aktiviert es den überlebensnotwendigen Hungerstoffwechsel, den wir beim Intervallfasten nutzen.

Aber warum haben Übergewichtige mit vollen Fettspeichern und hohem Leptinspiegel trotzdem unstillbares Essverlangen? Vor einigen Jahren entdeckte man, dass ein stark erhöhter Insulinspiegel das Leptin im Blut für das Gehirn unsichtbar macht. Der Körper glaubt fälschlicherweise, er befände sich im Hungerzustand. Verantwortlich dafür sind vor allem Industriezucker, Süßigkeiten aller Art und Softdrinks, Fast Food und Fertignahrung. Weitere Folgen des dauerhaft erhöhten Insulinspiegels sind Fettleber, Insulinresistenz und Altersdiabetes, den mittlerweile schon Kinder bekommen.

Was das Intervallfasten bewirkt

Das Wissen um diese Zusammenhänge ist motivierend. Denn die Willensstärke, dem hormonellen Verlangen zu widerstehen, bringt man – wenn überhaupt – nur auf, wenn das Ziel in Sicht ist. Intervallfasten senkt den Insulinspiegel, dadurch wird das Leptin für das Gehirn wieder sichtbar. Egal ob eine Schilddrüsenunterfunktion, Hormone, Depression oder »genetische Veranlagung« für Ihr Übergewicht verantwortlich gemacht werden, durch das Intervallfastens werden Sie Ihr Normalgewicht erreichen! Woche für Woche wird Ihr Fett verbrannt und in Ketonkörper (**siehe Seite 24–25**) umgewandelt. Ihre Stimmung wird besser, Krankheitssymptome schwinden, Ihre Fettwerte sinken und andere Blutwerte gehen in den Normbereich. Sie werden beweglicher, Lebensfreude und Kraft werden mit jedem Tag zunehmen. Und das, obwohl Sie jeden Tag zwei- bis dreimal essen.

V WIE VERSTOPFUNG

Das größte Verdauungsproblem in der westlichen Welt ist die Verstopfung (Obstipation). Allein in Deutschland sind mindestens 15 Millionen Menschen betroffen. Die Dunkelziffer dürfte riesig sein. Die meisten Menschen greifen zu Abführmitteln (75 Prozent der Menschen in Seniorenwohnheimen regelmäßig!), die das Problem nicht nur hinausschieben, sondern weiter verschlimmern. Als Verstopfung bezeichnet man unregelmäßigen Stuhlgang durch zu harten Stuhl, oft mit erheblichen Schmerzen sowie Blähungen, Bauchkrämpfen und Übelkeit.

Als normale Stuhlhäufigkeit wäre einige Zeit nach jeder größeren Nahrungsaufnahme anzusehen, also zwei- bis dreimal täglich. Wie bei Kindern, die sich gesund ernähren und viel bewegen. Mindestens einmal pro Tag ist ein absolutes Muss. Die offizielle Empfehlung, dreimal wöchentlich sei noch normal, kann ich nicht nachvollziehen, denn das ist bereits ein Hinweis für eine gestörte Verdauung und damit auf Dauer gefährlich für Ihre Gesundheit.

Ursachen

Ständiges Essen ist eine Dauerbelastung für den Darm, denn es behindert die Verdauung und mindert seine Arbeitsleistung. Bewegungsmangel, ballaststoffarme Ernährung, zu viel Fleisch und Milchprodukte sowie zu wenig Wasser im Körper, koffeinhaltige Getränke und Alkohol entwässern zusätzlich und verschärfen die Situation – ebenso wie Schmerzmittel, Blutdrucksenker, Beruhigungsmittel, Antidepressiva, Hustenmittel oder Eisenpräparate.

Eine gesunde Verdauung ist so wichtig, weil eine der Hauptursachen für die Entstehung von Krankheiten die Anhäufung von Stoffwechselabfällen im Körper ist. Verstopfungen führen dazu, dass viele Stoffwechselprozesse gestört oder sogar unterbunden werden. Zellen können nicht mehr ausreichend mit Sauerstoff und Nährstoffen versorgt, ihre Abfälle nicht entsorgt werden. Sie sterben ab, entarten, der gesamte Organismus gerät aus dem Gleichgewicht. Scheinbar grundlos brechen »plötzlich« Krankheiten aus oder werden dem Alter zugeschrieben. Eine gesunde Verdauung trägt daher entscheidend dazu bei, regelmäßig überflüssige Stoffe aus dem Körper zu entfernen.

Was das Intervallfasten bewirkt

Ein gesunder Darm benötigt Ruhephasen und möglichst natürliche, pflanzliche Lebensmittel, um gesunde Darmbakterien zu entwickeln. Diese sind in großem Maße mitverantwortlich für ein gut funktionierendes Immunsystem. Wenn Sie außerdem noch geeignete Bewegungsübungen praktizieren (**siehe Seite 76–103**), dann sind Sie auch im Bereich der Verdauung gut aufgestellt.

Z WIE ZUCKERKRANKHEIT

Der sogenannte Altersdiabetes (Diabetes Typ 2), umgangssprachlich oft Alterszucker genannt, nimmt mittlerweile epidemische Ausmaße an. Fast zehn Prozent der deutschen Bevölkerung sind davon betroffen. Sowohl die an Insulinresistenz, einer Vorstufe von Diabetes, bereits erkrankten Menschen als auch die hohe Dunkelziffer sind in diesem Wert noch nicht berücksichtigt.

Ursachen und Wirkung

Das beste Mittel gegen Diabetes ist zu wissen, was im Kreislauf der Insulinausschüttung geschieht. Bei gesunden Menschen schüttet die Bauchspeicheldrüse ständig ein wenig und nach dem Essen vermehrt Insulin aus. Dieses Hormon transportiert den Zucker in die Zellen, damit uns ausreichend Energie zur Verfügung steht. Ernähren wir uns von Früchten und Vollkornprodukten, die sogenannte langsame Zucker enthalten, gelangen diese über einen längeren Zeitraum in geringerer Dosierung ins Blut. Die Bauchspeicheldrüse schüttet dann die passende Menge Insulin aus. Sogenannte schnelle Zucker insbesondere aus süßen Getränken, Softdrinks, Weißmehl, Schokolade sowie Süßigkeiten strömen sehr schnell ins Blut und veranlassen eine überschießend hohe Insulinausschüttung. Passiert das über längere Zeit, wird die Bauchspeicheldrüse ständig überfordert. Gleichzeitig werden die Zellen aufgrund der hohen Mengen immer unempfindlicher gegen Insulin. Das treibt die Produktion zusätzlich hoch, da der Körper die Versorgung der Zellen mit Zucker sicherstellen möchte. Eine Negativspirale beginnt. Der permanent erhöhte Insulinspiegel erhöht das Körpergewicht. Die Widerstandsfähigkeit gegenüber diesem Hormon nimmt immer mehr zu. Diese Entwicklung ist die Vorstufe vor Ausbruch der Krankheit. Wer bereits an Diabetes erkrankt ist und sich nach den Prinzipien der Steinzeit- oder Paleo-Diät ernährt – was leider häufig empfohlen wird –, verstärkt diese Krankheit! Denn – und das wissen leider nur die wenigsten Betroffenen – sowohl Fett als auch tierisches Eiweiß sind ebenfalls für eine erhöhte Ausschüttung von Insulin mitverantwortlich. Auch der derzeit moderne Fetthype hat eine dunkle Seite: Beim Diabetes Typ 2 wird bereits weniger Insulin produziert und die Zellen sind resistent gegenüber der Zuckeraufnahme. Stellen Sie sich das Insulin wie einen Schlüssel vor, der die Tür zu den Zellen öffnet, der aber nicht mehr ins Schloss passt, weil es durch Körper- oder Nahrungsfett verklebt ist. Der Prozess wird dadurch gehemmt. Es ist fast egal, wie viel Insulin produziert wird. Die durch Fett belasteten Zellen können es nicht mehr aufnehmen. Dieser Mechanismus tritt nicht nur bei Zuckerkranken auf. Auch bei gesunden Menschen kann eine fettreiche Mahlzeit die Fähigkeit, Zucker zu verarbeiten, bereits einschränken.

Was das Intervallfasten bewirkt

Gerade beim Diabetes ist das Intervallfasten mit vollwertiger Pflanzenkost die sinnvollste und beste Therapie. Endlich bekommt der Körper die Nahrung, an die er genetisch angepasst ist, weder zu viel von dem einen

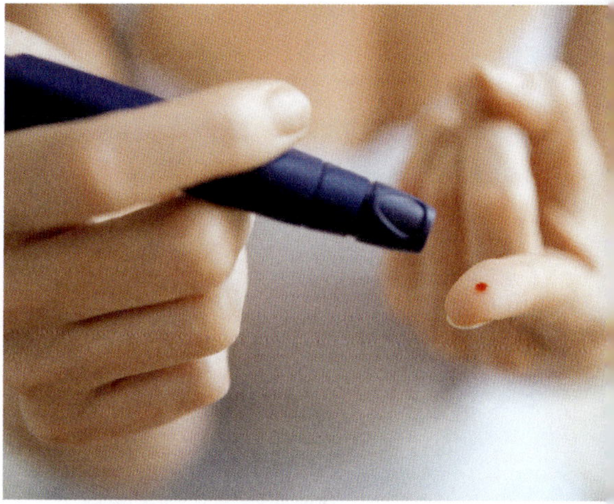

Diabetes schränkt ein im normalen Lebensablauf und kann sogar zur (Schwer-)Behinderung führen.

noch zu wenig von dem anderen. Die Fastenzeiten geben der Bauchspeicheldrüse die Ruhephasen, die sie benötigt, um sich wieder zu regenerieren. Ohne Insulin im Blut beginnt der Fettabbau und die Bildung von Ketonkörpern und alle negativen Auswirkungen eines Diabetes werden Stück für Stück ausgebessert. Zellen und Zellwände werden von allen Stoffwechselrückständen befreit. Der Heilungsprozess kann beginnen.
Immer wieder habe ich erlebt, wie Diabetiker diesen Heilungsweg beschritten haben. Der tägliche Erfolg motiviert auch den kritischsten Patienten, am Ball zu bleiben. Was kann es für einen Diabetiker Schöneres geben, als nicht mehr spritzen zu müssen und schließlich die Worte seines Arztes zu hören: »Sie sind gesund!«

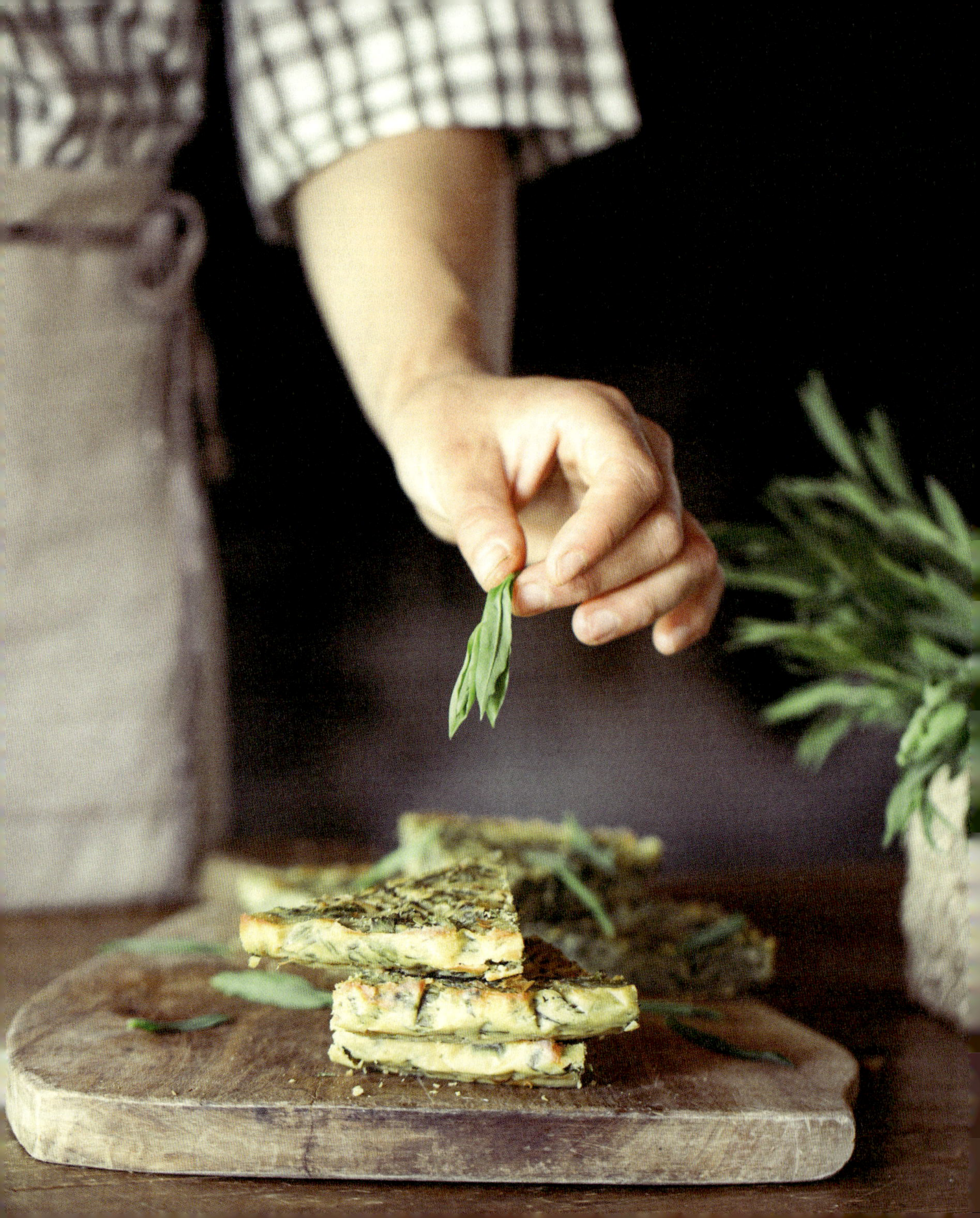

LEBENSFORMEL: VEGAN INTERVALL-FASTEN & BEWEGUNG

Warum besser auf tierische Nahrungsmittel verzichten? Was braucht unser Körper, um gesund und fit zu bleiben? Welche Inhaltsstoffe sind Gift – und warum? Hier finden Sie Antworten auf Ihre Fragen.

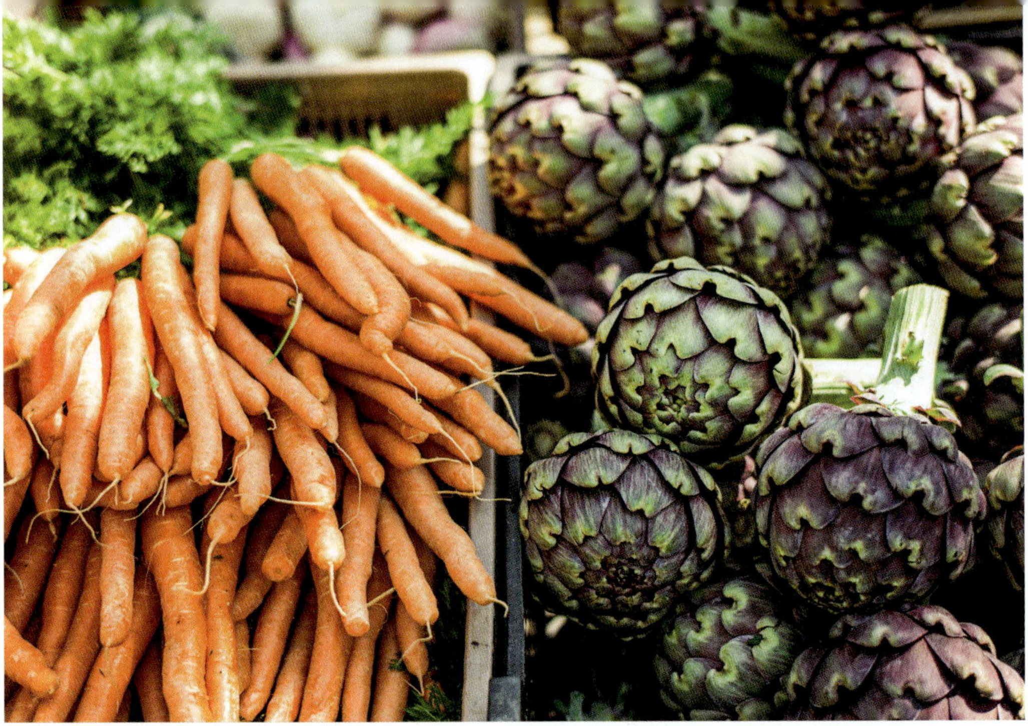

PFLANZENKOST VERSUS TIERISCHE NAHRUNGSMITTEL

Essen ist mehr als nur Nahrungsaufnahme, es bedeutet auch Sicherheit, Vertrautheit, Genuss und hat außerdem mit Lust und Liebe zu tun. Wer will sich das schon nehmen lassen. Es gibt Menschen, die gar nicht begeistert sind, dass ich über Jahrzehnte zu diesem Thema so viel Wissen angesammelt habe. Selbst gute Freunde fühlen sich manchmal durch mich bevormundet, was mir völlig fernliegt. Deswegen haben mein Mann Roland und ich inzwischen vereinbart, bei Festen, Treffen und Familienfeiern nichts mehr zu diesem Thema zu sagen, solange wir nicht gefragt werden. Aber ehrlich gesagt, das gelingt uns nicht immer. Denn gerade wenn es um uns nahestehende Menschen geht, möchten wir dieses Wissen gerne teilen, damit sie davon profitieren können.

In meiner Praxis sieht das ganz anders aus. Die Menschen, die zu mir als Ärztin kommen, wissen, was sie erwartet, und stellen meist viele Fragen zum Thema gesunde Ernährung, die ich natürlich gerne beantworte. Auch in meiner wöchentlichen Kolumne »Sprechstunde Gesundheit« in der *Frankfurter Neuen Presse* oder als Gesundheitsexpertin im Radio wird mein Wissen über Ernährung sehr geschätzt – auch wenn es oft vom Mainstream abweicht. Erfahren Sie nun, weshalb (vornehmlich) pflanzliche Ernährung alle anderen Kostformen übertrifft. Sie werden schnell erkennen, dass Sie nichts verlieren werden – außer alter Gewohnheiten und falscher Überzeugungen –, sondern ganz viel gewinnen. Ich weiß, dass meine Ernährungsphilosophie noch immer provoziert. Doch ich bin völlig überzeugt von der Ernährungs- und Lebensweise, die ich in diesem Buch vorstelle: Sie speist sich aus einer Kombination aus fachübergreifenden wissenschaftlichen Erkenntnissen, meinen persönlichen Erfahrungen und jenen mit meinen Patienten.

»AUF FLEISCH VERZICHTEN KANN ICH NICHT!«

Wie oft habe ich diesen Satz schon gehört. Aber Sie müssen ja gar nicht völlig darauf verzichten. Die Dosis macht das Gift: Mehr als fünf Prozent Ihrer Ernährung sollte Fleisch nicht ausmachen! Ein Anteil von mindestens 95 Prozent pflanzlicher Kost ist nun einmal die gesündeste Art und Weise der Ernährung. Deswegen empfehle ich Ihnen den weitgehenden Verzicht auf tierische Nahrungsmittel aus vollem Herzen. Gleichzeitig bin ich die Letzte, die Sie dazu zwingen möchte. Vielleicht entscheiden Sie sich einfach nur, weniger Fleisch- und Milchprodukte zu essen, oder wechseln wochenweise ab, auch das ist prima. Sie können sich Stück für Stück herantasten. Jedes Prozent, das Sie weniger vom Tier essen, macht Sie gesünder. Viele meiner Patienten verzichten zunächst vor allem auf Milchprodukte und Wurstwaren und essen deutlich weniger, aber qualitativ viel hochwertigeres Fleisch. Jeder kann die Veränderungen so vornehmen, wie er sich am wohlsten fühlt. Die Richtung ist entscheidend. Probieren Sie verschiedene Gerichte aus und fühlen Sie in sich hinein. Als Unterstützung möchte ich Ihnen hier noch ein kleines süffisantes Zitat von meinem Freund Claus Leitzmann mitgeben: »Fleisch war ein Stück Lebenskraft.« Dieser Satz bezieht sich selbstverständlich auch auf Fische, die zu ihrem hohen Proteingehalt auch noch einen hohen Gehalt an Schwermetallen mitliefern.

Reduzieren Sie auch den Verzehr von Tiermilch und Tiermilchprodukten (**siehe Seite 58–60**), soweit es Ihnen möglich ist. Das Gleiche gilt für Eier, nicht nur dass sie voller Insektengifte sein können, wie der Fipronil-Skandal unlängst gezeigt hat. Eier stehen außerdem im Verdacht, an der Entstehung von Prostatakrebs beteiligt zu sein.[31]

DÜRFEN WIR TIERE ESSEN?

Ob wir Tiere essen dürfen, ist über unsere Gesundheit hinaus nicht nur eine philosophische und ethische Frage. Sie entscheidet mit darüber ob wir auf der Erde überleben werden.

Viele Menschen lieben den Geschmack von Fleisch und sind überzeugt, dass tierische Nahrungsmittel ein Muss sind, dass Tiere dazu da sind, um gegessen zu werden. Auch wenn ich weiß, dass an dieser Stelle noch nicht alle meine Leser von einer veganen Ernährung begeistert sind, stelle ich diese Selbstverständlichkeit infrage.

Würden Sie Ihren geliebten Hund, Ihre Katze oder Ihr Pferd essen? Wie abscheulich, denken Sie jetzt. Sie haben doch eine enge Beziehung zu diesen Lebensgefährten. Essen wir Rinder, Schweine oder Schafe vielleicht nur, weil wir sie nicht persönlich kennen?

WAS WÄRE WENN?

Der Philosoph Richard David Precht regt durch Geschichten wie diese zum Nachdenken an: Außerirdische haben die Erde besetzt. Sie sind uns so überlegen, dass sie Menschen nicht als ebenbürtige Spezies achten und würdigen, sondern sie terrorisieren. Sie schlachten sie.

Nicht nur, um sie zu essen – bevorzugt Kinder, weil ihr Fleisch so zart ist –, sondern auch, um ihre Haut zu verarbeiten. Außerdem machen sie medizinische Versuche mit ihnen. Ein mutiger Mensch fragt die Außerirdischen: »Ihr seht unsere Verzweiflung über das, was ihr uns antut, wie Mütter schreien, wenn ihre Kinder weggeholt werden, wie wir in Panik und Todesangst aus Massenunterkünften in die Schlachthöfe transportiert werden. Was für Geschöpfe, ohne jedes Mitgefühl, seid ihr?« Worauf die Antwort ist: »Wir sind so viel weiterentwickelter als ihr, wir akzeptieren euch nicht als unseresgleichen – und ihr schmeckt uns so gut.«

VERZICHTEN SIE AUF FLEISCH

Was haben wir davon, noch viele Jahre zu warten, bis auch der letzte Beweis erbracht worden ist, dass Nahrungsmittel tierischen Ursprungs für viele Krankheiten und das manchmal qualvolle Sterben von Menschen mitverantwortlich sind. Wenn das heutige Wissen mit hoher Wahrscheinlichkeit genau diese Zusammenhänge aufzeigt, dann reagiere ich doch sofort. Ich empfehle daher allen, die das Beste für ihre Gesundheit erreichen wollen, eine vorwiegend vegane Ernährung.

PFLANZENKOST – VOLLWERTIG, FRISCH UND BIO

Ich bin fest davon überzeugt, dass eine rein pflanzliche Ernährung, wenn man sie richtig anwendet und sich zusätzlich mit Vitamin B_{12} versorgt (**siehe Seite 57**), die gesündeste Ernährungsweise ist. Aktuelle Studien untermauern dies (**siehe diese Seite**).[32,33]
Wenn Patienten mit ernsten Erkrankungen zu mir kommen, dann empfehle ich ihnen diese Ernährungsweise nach der 16/8-Regel (**siehe Seite 68**). Bei denjenigen Patienten, die sich daran halten, zeigen sich sehr schnell Verbesserungen ihres Gesundheitszustandes. Bei denen, die immer mal wieder »schummeln« und von tierischen Produkten nicht ganz lassen können, lässt die positive Wirkung deutlich länger auf sich warten.
Der Mensch war in seiner gesamten Evolutionsgeschichte nie zu 100 Prozent »Veganer«. Je nachdem, wann er gelebt hat, welcher Kultur und welchem Stand er angehörte, fiel der tierische Anteil seiner Nahrung aus. Wir können nach neustem Forschungsstand davon ausgehen, dass unsere Vorfahren nur einen kleinen Teil ihres Nahrungsbedarfs aus tierischen Lebensmitteln gedeckt haben.
Wir können es uns heute leisten, von hochwertiger Pflanzenkost zu leben. Das Angebot ist mehr als ausreichend. Und die Fakten sind so klar wie nie zuvor. Eine weitere groß angelegte Studie an der Harvard-Universität mit 130000 Teilnehmern konnte beeindruckend zeigen, dass durch mehr pflanzliches Eiweiß und weniger tierisches Eiweiß weniger Herz-Kreislauf-Erkrankungen auftraten und die Gesamtsterblichkeit geringer war.[34]

Warum kontrolliert biologisch?

Die Antwort ist klar: Bio ist besser als konventionell. Eine Metastudie der Newcastle University gilt als derzeit umfassendste Untersuchung zu dieser Fragestellung. Unter der Leitung von Marcin Baranski wurden 343 Veröffentlichungen aus renommierten Fachjournalen untersucht, die sich mit der gesundheitlichen Bedeutung von Vitaminen, sekundären Pflanzenstoffen, Antioxidantien, chemischen Pestiziden, Nitrit und Nitrat, giftigen Schwermetallen wie Kadmium, Arsen, Blei sowie Nährstoffen und anderen Spurenelementen beschäftigten. Die Ergebnisse waren eindeutig:
Biogemüse enthielt zwischen 18 und 69 Prozent mehr Antioxidantien als konventionell angebautes Gemüse. Die Wirkung dieser Substanzen wird als vorbeugend und heilend gegen Krebs, Herz-Kreislauf-Erkrankungen sowie neurodegenerative Krankheiten eingestuft. Außerdem fand man in den Biofrüchten mehr Vitamin C und Carotinoide. Die Erklärung für diese Ergebnisse ist überaus logisch: Während die Biofrucht sich gegen negative Umwelteinflüsse, Schädlinge und sonstigen Stress selbst verteidigen muss, indem sie diese Antioxidantien in Eigenarbeit herstellt, werden konventionelle Früchte durch die Behandlung mit Pestiziden »träge« und können

auf die eigene Herstellung dieser gesundheitsfördernden Stoffe verzichten.
Deutlich fielen die Ergebnisse auch bei den Pestiziden und Schwermetallen aus. Biofrüchte enthielten bis zu 48 Prozent weniger des Schwermetalls Kadmium. Lebensmittel auf möglichst natürliche Art und Weise anzubauen ist offensichtlich der gesündere Weg. Ist das nicht auch logisch, da unsere Gene die künstlichen Stoffe oder gar Gifte, die erst seit wenigen Jahrzehnten beim konventionellen Anbau eingesetzt werden, gar nicht kennen können?[35]

Her mit den Ballaststoffen

Die Krankheiten des Verdauungssystems nehmen ständig zu. Angefangen von den eher harmlosen Nahrungsmittelunverträglichkeiten über chronische Darmentzündungen wie Colitits ulcerosa oder Morbus Crohn bis hin zu Darmkrebs. Der Verdacht liegt nahe, dass der Ballaststoffgehalt heutiger Durchschnittskost weit unter dem unserer Vorfahren liegt. Der untere Richtwert beträgt derzeit 30 Gramm Ballaststoffaufnahme pro Tag. Meines Erachtens ist dieser Wert immer noch viel zu niedrig, denn unsere Vorfahren haben wahrscheinlich oft mehr als das Doppelte davon aufgenommen. Doch selbst diese 30 Gramm werden selten erreicht. Gerade dieser »Ballast« ist für ein gesundes Verdauungssystem unerlässlich, weil er für das Wachstum der guten Darmbakterien sorgt. Diese wiederum stärken unser Immunsystem, das zu über 80 Prozent im Verdauungstrakt beheimatet ist. Eine Hauptwirkung der Ballaststoffe – bei denen es sich um nichts anderes als Pflanzenfasern handelt – ist ihre Quellfähigkeit. Dadurch fühlen wir uns früher satt, das Stuhlvolumen nimmt zu und die Verstopfungsneigung geht zurück. Ein Zuviel an Cholesterin wird an die Ballaststoffe gebunden und mit ihnen ausgeschieden. Und eine gesunde Bakterienkultur verhindert das Wachsen von Darmkrebszellen.
Ballaststoffe kommen ausschließlich in Pflanzen vor. Die Hauptlieferanten sind Hülsenfrüchte, Vollkorn, Salate, Gemüse, Obst und Nüsse. Die Rezepte im 14-Tage-Programm sind voll von diesen köstlichen Sattmachern (**siehe Seite 104–135**).

Frischkost und die Sache mit dem Sonnenlicht

Bereits 1932 erhielt Erwin Schrödinger den Nobelpreis in Physik, da er erstmals die Vorgänge im Atom als Bewegung schwingender Wellen darstellte. Er ging davon aus, dass Photone, die durch das Sonnenlicht in die Nahrung gelangen, die Kraft für heilende Ordnung im Organismus sind. Für ihn war Krankheit stets mit dem Zusammenbruch dieser inneren Ordnung verbunden.
Im Jahre 1975 wurde dies von dem Biophysiker Fritz Albert Popp bestätigt, als ihm der Nachweis von Biophotonen in lebenden Geweben gelang. Er konnte feinstes Licht in Pflanzen und Nahrung sichtbar machen. Es

gibt anscheinend eine Kommunikation zwischen den Zellen, die der Aufrechterhaltung der Ordnung dient. Wissenschaftler wie Schrödinger und Popp gehen davon aus, dass Lichtwellen als Sprache zwischen den Zellen fungieren. Der Kommunikationsträger dafür sind das Bindegewebe, die faszialen Strukturen und die Zellzwischenräume. Anscheinend gelangen diese Informationen bis an den Zellkern. Solange die Verständigung zwischen den Zellen stattfindet, herrschen Ordnung und Gesundheit.

All dieses Wissen findet Bestätigung in der Arbeit bedeutender Ernährungsärzte wie Max Bircher-Benner (1867–1939), dem Pionier der Vollwertkost, Max Gerson (1881–1959), dem Erfinder der Gerson-Therapie, sowie Werner Kollath (1892–1970), ebenfalls ein Pionier der Vollwertkost, die durch Beobachtung in der ersten Hälfte des 20. Jahrhunderts zum gleichen Schluss gekommen sind: nämlich, dass die Frische von »lebendigen« Lebensmitteln ein Schlüssel für Heilung ist – aufgrund ihrer ordnenden Fähigkeiten.

Dieses Wissen birgt eine ungeheure Brisanz. Gehen Sie einmal davon aus, dass die Energie des Lebens von der Sonne stammt, dass Sie diese Sonnenenergie in Form von vollwertiger pflanzlicher Nahrung durch die Lichtspeicherfähigkeit der Pflanzen in sich aufnehmen und sich damit einen wesentlichen Teil des Geheimnisses der heilenden Naturkraft »einverleiben« können. Wie absurd wäre es, wenn wir dieses Geheimnis ignorieren würden und stattdessen unseren Zellen hochverarbeitetes, »lichtarmes« und »totes« Essen zumuten – Nahrung also, die über kurz oder lang zu einem Zusammenbruch der Ordnung und somit zur Entstehung von Krankheiten führen würde.

VITAMIN B12 – WICHTIG FÜR VEGANER

Vitamin B_{12} kommt vor allem in tierischen Lebensmitteln (Eier, Fleisch, Milch) vor, aber womöglich auch in Algen, wie Chlorella und Nori. Es sorgt unter anderem für die Bildung roter Blutkörperchen, den Schutz des Erbguts, stabilisiert Nerven und schützt vor Herzkreislauf- und Krebserkrankungen. Sollten Sie sich für eine rein pflanzliche Ernährung entscheiden, ist eine Ergänzung mit Vitamin B_{12} notwendig (**siehe Seite 58**). Da wir in unserer gesamten Geschichte zu keiner Zeit ausschließliche Pflanzenesser waren, gab es auch an Vitamin B_{12} nie einen Mangel. Bereits kleine Mengen an tierischer Nahrung sind ausreichend für die Bedarfsdeckung.

Das ist gleichzeitig ein Indiz dafür, dass wir nie große Mengen an tierischer Nahrung gebraucht haben. Außerdem produzieren Bakterien, die an Gemüse, Salaten, Wurzeln und Obst von Natur aus haften, dieses Vitamin. Wir aber säubern unsere frischen Nahrungsmittel erst einmal gründlich und waschen dabei auch die Bakterien und mit ihnen das Vitamin B_{12} ab.

EIWEISS – STAND DER DINGE

Eiweiß wird meist mit tierischen Nahrungsmitteln, also Fleisch, Wurst, Fisch, Eiern und Milchprodukten, in Verbindung gebracht. Leider sind Slogans wie »Fleisch ist ein Stück Lebenskraft« und »Milch macht müde Männer munter« in unseren Köpfen fest verankert. Das könnte auch der Grund sein, weshalb Low-Carb-, Paleo- oder Steinzeit-Diäten, als Neuauflage der umstrittenen Atkins-Diät, gerade wieder in Mode sind.

Tierische Eiweißquellen

Oft heißt es, dass mit einer pflanzlichen Ernährung die Eiweißversorgung nicht ausreichend sichergestellt sei. Das Gegenteil stimmt! Denn es ist das Zuviel an tierischen Eiweißen, das krank macht. Zu diesem Ergebnis kamen die wissenschaftlichen Studien von Prof. Dr. Lothar Wendt an der Goethe-Universität Frankfurt bereits in den 1950er-Jahren. Er wies die Eiweißspeicherkrankheit nach, bei der Zellmembranen durch zu viel tierisches Eiweiß regelrecht verstopfen und dadurch undurchlässig werden.[36]

Inzwischen stuft sogar die Weltgesundheitsorganisation (WHO) Fleisch von Rindern, Schweinen, Schafen und Ziegen und vor allem Produkte wie Wurst und Schinken als krebserregend ein.[37] Die vorhandene Datenlage ist hochbrisant: Der tägliche Verzehr von verarbeitetem Fleisch erhöhe das Darmkrebsrisiko pro 50 Gramm um 18 Prozent (WHO). Der durchschnittliche Pro-Kopf-Verbrauch liegt in der Woche bei 1,2 Kilogramm bei Männern und bei 650 Gramm Fleisch bei Frauen. Schon 2009 kam das amerikanische Nationale Krebs-Institut zu ähnlichen Ergebnissen. Ausgewertet wurden die Daten einer Studie mit über 500 000 Teilnehmern. Die Probanden mit einem besonders hohen Konsum von rotem Fleisch hatten ein um 25 Prozent erhöhtes Risiko, an Dickdarmkrebs zu erkranken. Das Risiko für Lungenkrebs ist um

VITAMIN-B_{12}-SUBSTITUTION

Nehmen Sie täglich 500 ug Vitamin B_{12} ein. Übrigens: 30 Prozent der Menschen über 60 Jahre haben einen gravierenden Vitamin-B_{12}-Mangel, trotz großer Mengen an tierischen Produkten, die sie täglich verzehren. Das liegt zum Teil an den vielen Medikamenten, die in diesem Alter regelmäßig eingenommen werden, und einer damit einhergehenden Aufnahmestörung der Magenschleimhaut für Vitamin B_{12}. Also ist Vitamin B_{12} schon lange nicht mehr nur ein Problem von Veganern. Die wissen in der Regel von der Notwendigkeit, Vitamin-B_{12} zu ergänzen.

Der Mischköstler ahnt nichts von diesen Zusammenhängen und leidet unwissentlich schlimmstenfalls über Jahre unter einem Vitamin-B_{12}-Mangel, der die Lebensqualität und die Gesundheit wesentlich einschränkt.

etwa 20 Prozent und das für Speiseröhren- und Leberkrebs um bis zu 60 Prozent erhöht. Auch ein Zusammenhang mit Bauchspeicheldrüsenkrebs wurde beobachtet.

Die Wirkung von Kuhmilch

Wissen Sie, weshalb die Chinesen jetzt massiv aufgefordert werden, Tiermilch meist in Form von Kuhmilch und die daraus hergestellten Produkte zu sich zu nehmen? Ganz einfach, damit sie größer werden. Das ist kein Scherz. Doch genau das ist der Grund, weshalb Tiermilch und deren Produkte für unsere Gesundheit so katastrophal sind.

Immer noch glauben viele Menschen, Kuhmilch sei bestens für unsere Gesunderhaltung geeignet. Nur wenige fragen sich, ob es schädlich sein könnte, wenn erwachsene Menschen Nahrung zu sich nehmen, deren Zusammensetzung für Kälber optimiert ist. Die wissenschaftlichen Erkenntnisse über diese bedrohlichen Zusammenhänge sind nicht mehr zu leugnen. Prof. B. C. Melnik hat eindrucksvoll dargelegt, wie die Kuhmilch in den Körperzellen des Milchempfängers – natürlicherweise des Kalbs – den Zentralschalter des Wachstums, den Enzymkomplex mTORC1, aktiviert. Die Milch transportiert alle notwendigen Signale zur Stimulierung der Zellteilung. Von besonderer Bedeutung für die mTORC1-Aktivierung sind essenzielle Aminosäuren, die im Milcheiweiß in hochkonzentrierter Form enthalten sind und zusätzlich zur Ausschüttung von weiteren Wachstumshormonen wie Insulin und IGF-1 führen. Milch verfügt aber über eine zweite, hochbrisante Signalebene, die vermutlich einem virusartigen Mechanismus entspricht. Hierbei handelt es sich um die Übertragung von genetischem Material durch Mikro-Ribonukleinsäuren (Mikro-RNS), die in Form virusartiger Partikel dem Milchempfänger zugeführt werden. Mikro-RNS ist ein genetisches Steuerungselement aller Säugetiere, das gezielt die Bildung von »bremsenden« Eiweißmolekülen abschaltet, was eine weitere Wachstumsbeschleunigung zur Folge hat.

In der Wachstumszeit nach der Geburt sind diese Wachstumsbeschleuniger nötig und wünschenswert. Bedenklich ist jedoch deren Daueranwendung, wenn Menschen ausgewachsen sind. Denn beide Mechanismen begünstigen Krankheiten wie Übergewicht (übermäßige Stimulation der Fettzellen), Diabetes (Überaktivierung der insulinbildenden

ATKINS-DIÄT

Weitgehender Verzicht auf Kohlenhydrate bei gleichzeitig vermehrter Aufnahme von Fett und Protein. Das soll den Körper dazu bringen, Fett zur Energiegewinnung in Ketone (**siehe Seite 24–26**) zu verwandeln. Die Atkins-Diät ist sehr umstritten, denn es sind nachweislich Menschen an den Folgen dieser Ernährungsweise erkrankt und gestorben.

Inselzellen der Bauchspeicheldrüse), Krebs (Überstimulierung mTORC1-abhängigen Wachstums von Krebszellen), Demenz (vermehrte Aktivierung der Proteinbiosynthese in Nervenzellen) und Akne (Überstimulation der Talgdrüsen). Wenn das für Sie neu ist: Spätestens, wenn Sie unter einer der genannten Krankheiten leiden, sollten Sie Milch einfach konsequent weglassen.[38]

Pflanzliche Eiweißquellen

Es gibt hervorragende Eiweißquellen wie Hülsenfrüchte, Sojaerzeugnisse (Miso, Natto, Tempeh, Tofu), Bohnen, Linsen oder Erbsen. Auch Nüsse und Samen (Walnüsse, Cashews, Haselnüsse, Mandeln, Kürbiskerne, Hanf- und Chia-Samen) und Getreide, insbesondere Quinoa, aber auch Vollkornreis, Buchweizen, Mais, Hafer, Hirse, Roggen und Dinkel sowie Sprossen sind sehr hochwertige Eiweißlieferanten. Pflanzenbetonte Ernährung trägt wesentlich zur Erhaltung der Gesundheit bei. Pflanzen sind eine sehr gute Eiweißquelle ohne die massiven negativen Begleiterscheinungen der Tierprodukte. Nicht zu vergessen, dass in Fleisch, Fisch, Eiern sowie Tiermilch und deren Produkten aus der Massentierhaltung Antibiotikarückstände, Insektengifte, Schwermetalle, Hormone sowie entzündungsfördernde Fette in nicht geringen Dosen zu finden sind. Alles das essen Sie als Fleischesser mit. Wenn das kein Grund ist, tierisches Eiweiß erheblich zu reduzieren oder besser noch ganz zu meiden!

KOHLENHYDRATE JA – ZUCKER NEIN!

Zucker ist ungesund. Vollwertige Kohlenhydrate aus vollen Körnern, Hülsenfrüchten, Gemüse, Obst und Kartoffeln dagegen sind nicht nur gesund, sondern auch notwendig. Leider hat die Low-Carb-Bewegung viel Unsinn und Unsicherheit mit sich gebracht. Unsere Gehirn- und Nervenzellen und auch die roten Blutkörperchen sind auf Glukose angewiesen. Daher stellt unser Körper auch einen Zuckerspeicher zur Deckung des Energiebedarfs für etwa 24 Stunden (ohne Sport) in Form von Glykogen bereit. Kohlenhydrate sind neben den Fetten die wichtigste Energiequelle zur Deckung des täglichen Energiebedarfs. Ein Gramm Kohlenhydrate hat vier Kilokalorien, Fett dagegen neun Kilokalorien. Wir benötigen diese Makromoleküle, um unseren Eiweiß- und Fettstoffwechsel zu regulieren. Der übermäßige Zuckerkonsum ist für viele Krankheiten mitverantwortlich. Im Durchschnitt deckt ein Bundesbürger heute 15 bis 18 Prozent seines Nährstoffbedarfs mit Zucker ab. Bei Menschen, die zuckersüchtig sind, und davon gibt es nicht wenige, ist es sogar wesentlich mehr. Besonders die Verbindung von Zucker mit Fett hat katastrophale Folgen. Sie kann zu einer Fressgier (Hyperphagie) führen, die es unmöglich macht aufzuhören. Sie haben das vielleicht selbst schon erlebt: beim Verzehr von Kartoffelchips! Zucker in Chips? Ja, und nicht nur dort. Viele herzhafte Fertiggerichte enthalten Zucker!

ESSEN GEGEN HERZINFARKT

So lautet auch der Titel des Buches von Caldwell B. Esselstyn, dem Arzt, der Bill Clinton zum bekanntesten Veganer der Welt werden ließ.

Der Ex-Präsident der USA konnte eine koronare Herzerkrankung durch vegane Ernährung rückgängig machen. Esselstyn brachte 1985 zunächst 24 Patienten mit einer fortgeschrittenen koronaren Herzkrankheit dazu, sich streng vegan zu ernähren. Viele von ihnen hatten bereits Bypässe. Nach wenigen Wochen gaben sechs Teilnehmer auf – ihre Erkrankung schritt fort. Dagegen wurden die 18 Patienten, die durchhielten, gesund. Die Blutversorgung ihrer Herzen verbesserte sich, da sich die Gefäße wieder messbar weiteten. Sie waren noch 20 Jahre später ohne Befund.[39]

DIE ROLLE DES L-ARGININ

Vegane Ernährung setzt einen Mechanismus in Gang, der erst in den letzten Jahren einer breiteren Öffentlichkeit bekannt wurde: Die Innenhaut der Gefäße beginnt Stickstoffmonoxid herzustellen, dessen Baustein die Aminosäure L-Arginin ist, die auch in Hülsenfrüchten vorkommt. Sie verhindert, dass Plaques gebildet werden und Muskelzellen in die Ablagerungen hineinwachsen, und sorgt für den Abbau vorhandener Plaques. Diese Entdeckung wurde bereits 1998 mit dem Nobelpreis für Medizin gewürdigt. Bei einem Eiweißstoffwechsel aus tierischen Quellen entsteht ADMA (asymmetrisches Dimethylarginin), das die Aminosäure L-Arginin verdrängt, sodass weniger Stickoxid gebildet werden kann.

ARTERIOSKLEROSE VERHINDERN

Wir können Arteriosklerose also verhindern und heilen: durch Intervallfasten und eine vorwiegend vegane Ernährung. So einfach kann es sein, gesund zu bleiben.
Zu viel Cholesterin im Blut trägt zur Entstehung von Arteriosklerose bei. Ist die Konzentration zu hoch, fischen die weißen Blutkörperchen Cholesterin aus dem Blut, überladen sich damit, werden zu Schaumzellen, platzen und können sich an den Gefäßwänden entleeren. Das führt zu Entzündungsprozessen der Gefäßwände, welche die Gefäße durch Ablagerungen verengen.
Zugeführtes Cholesterin stammt ausschließlich aus Tierprodukten. Bei einer reinen Pflanzenkost verschwinden krankhaft erhöhte Cholesterinwerte oft innerhalb weniger Wochen wie von Zauberhand, und das gute HDL-Cholesterin hat freie Bahn.

Der Unterschied zwischen gutem und schlechtem Zucker

Es gibt Einfach-, Zweifach- oder Mehrfachzucker, je nach Anzahl der Zuckerbausteine.
Die häufigsten **Einfachzucker** sind Traubenzucker (Glukose) und Fruchtzucker (Fruktose).
Zu den **Zweifachzuckern** gehört Haushaltszucker sowie Malz- und Milchzucker. Diese Zuckerarten kommen vor allem in Süßigkeiten, Softdrinks, Eis, Gummibärchen sowie Schokolade vor. Das Gefährliche dabei ist, dass Zweifachzucker bloße Kalorienträger sind und für das schnelle Ansteigen des Blutzuckerspiegels verantwortlich sind.
Obst enthält zwar auch Fruktose, lässt aber wegen des hohen Ballaststoffanteils und der vielen Vitalstoffe den Blutzuckerspiegel nicht so stark in die Höhe schnellen.
Mehrfachzucker sind komplexe Kohlenhydrate, die aus langen Zuckermolekülketten bestehen. Der wichtigste Mehrfachzucker ist die Stärke. Sie ist in Getreide, Vollkornprodukten, Kartoffeln und Hülsenfrüchten enthalten. Mehrfachzucker lassen den Blutzuckerspiegel nach dem Essen nur langsam steigen. Die langen Zuckerketten werden vor der Aufnahme in das Blut erst nach und nach aufgespalten. Dadurch flutet der Zuckerspiegel im Blut langsamer an und die Bauchspeicheldrüse kann in gemächlichem Tempo das Hormon Insulin produzieren.
Zu viel Insulin macht dick und krank. Wussten Sie, dass Insulin in der Tiermast zur Gewichtszunahme eingesetzt wird?

Zuckerfalle Fruktose

Fruchtzucker, auch Fruktose genannt, hört sich nach etwas Gesundem an. Was aber verbirgt sich tatsächlich hinter diesem Begriff und weshalb wird er für immer mehr Erkrankungen verantwortlich gemacht? Viele denken, Fruchtzucker stammt aus Früchten. Tatsächlich aber besteht auch jeder normale Haushaltszucker, ob braun oder weiß, ebenso wie der Zucker aus Obst immer aus Fruchtzucker (Fruktose) und Traubenzucker (Glukose). Beide Zucker werden unterschiedlich vom Körper verwertet. Der Traubenzucker wird vom Insulin in die Zellen transportiert und dort direkt in Energie umgewandelt. Zu viel davon wird als Fett abgespeichert und führt zunehmend zu Übergewicht. Der Fruchtzucker wurde lange Zeit als harmlos hingestellt und insbesondere den Diabeteskranken als Zuckerquelle empfohlen, da er nicht zur Erhöhung des Blutzuckerspiegels beiträgt. Fruchtzucker kann nämlich nur in der Leber zu Traubenzucker, Energie oder Fettsäuren umgewandelt werden, wozu kein Insulin benötigt wird. Wird aber zu viel Fruchtzucker verzehrt, wird er zu Fett umgebaut und führt zu Leberverfettung. Darunter leidet bereits jeder dritte Erwachsene, meist ohne es zu ahnen, weil die Leber nicht schmerzt. Die Leber kann ihren Entgiftungsaufgaben nicht mehr ausreichend gerecht werden, weshalb die Betroffenen häufig über Energiemangel klagen. Außerdem führt sie zur Insulinresistenz, der Vorstufe des Altersdiabetes (Diabetes Typ 2).

DIE WAHRHEIT ÜBER FETT

Die Deutschen nehmen bis zu 40 Prozent der Nahrungsenergie in Form von Fetten zu sich. Das ist weit mehr als empfohlen. Der Hauptanteil kommt aus tierischen Quellen wie Fleisch, Wurst, Eiern, Streichfetten und vor allem Milchprodukten. Bei diesen Fetten handelt es sich in der Hauptsache um gesättigte Fettsäuren, die für die Entstehung von Entzündungsprozessen im Körper mitverantwortlich sind. Und diese begünstigen unsere heutigen Zivilisationserkrankungen maßgeblich. Auch der Gehalt an ungesättigten Omega-6-Fettsäuren im Verhältnis zu den ungesättigten Omega-3-Fettsäuren ist in tierischen Nahrungsmitteln ungleich höher als in den meisten pflanzlichen Lebensmitteln. Ein Zuviel an Omega-6-Fettsäuren ist ein zusätzlicher, wesentlicher Grund für die Entstehung von Entzündungsprozessen und damit für die Zunahme der sogenannten Zivilisationskrankheiten: Übergewicht, Diabetes mellitus, Fettstoffwechselstörungen, Gicht, die gesamte Palette der Herz-Kreislauf-Erkrankungen mit Bluthochdruck, Herzkranzgefäßverengungen, Schlaganfall sowie Herzinfarkt, ebenso Allergien, Autoimmunerkrankungen, neurodegenerative Krankheiten wie Multiple Sklerose, Altersdemenzen sowie Dickdarm-, Brust- und Prostatakrebs – um nur einige der wichtigsten zu nennen.

Zur Verhinderung all dieser Krankheiten trägt bereits eine Reduktion der Fettzufuhr auf 20 bis maximal 30 Prozent bei. Der einfachste Weg ist, bei der Zubereitung des Essens weniger Öl oder Fett zu verwenden (**siehe Transfettsäuren Seite 66**).

Cholesterinzufuhr stoppen

Cholesterin bildet unser Körper selbst. Wir müssen es also nicht von außen zuführen. In den richtigen Mengen ist es ein Baustein für die Bildung von Hormonen, Zellmembranen und zuständig für den Transport von fettlöslichen Vitaminen.

Ohne Cholesterin könnten wir nicht leben. Es kommt in allen menschlichen Zellen vor und ist ein unverzichtbarer Baustein vieler lebenswichtiger Substanzen. So wird etwa Vitamin D unter dem Einfluss von Sonnenstrahlung aus körpereigenem Cholesterin gebildet. Es ist reichlich in unseren Zellmembranen enthalten. Ohne Cholesterin könnten Hormone wie Östrogen, Progesteron und Testosteron nicht gebildet werden.

Vererbung – keine gute Ausrede

Ausnahmen gibt es bei den ererbten Fettstoffwechselstörungen, die aber nach meiner Erfahrung nur sehr selten vorkommen. Wenn Patienten mir erzählen, dass ihr erhöhter Cholesterinwert genetisch bedingt sei, weil Vater, Opa oder auch Onkel das gleiche Problem haben, frage ich gerne nach deren Ernährungsverhalten. Das unterscheidet sich meist nicht von dem meiner Patienten, wodurch klar ist, dass die Gene nicht verantwortlich sind.

WELCHE STOFFE SIE AUSSERDEM MEIDEN SOLLTEN

An dieser Stelle sei es noch einmal gesagt: Ich möchte Ihnen wirklich nichts verbieten, sondern Sie lediglich darüber informieren, was Ihrem Körper schadet. Sie entscheiden dann selbst, wie Sie damit umgehen.

Künstliche Zusatzstoffe

Sie sind nicht mehr wegzudenken aus unserer modernen Lebensmittelindustrie. Farb-und Konservierungsstoffe, Stabilisatoren, Zuckeraustausch- und Süßstoffe sind mittlerweile ein milliardenschweres Geschäft. Über 320 (dreihundertzwanzig!) verschiedene zugelassene Zusatzstoffe, versehen mit E-Nummern, tummeln sich in den Nahrungsmitteln, die wir täglich zu uns nehmen. Fast alles, was in irgendeiner Form verpackt ist, muss heute einen »fremden« Stoff enthalten, um dem Käufer die bereits selbstverständlich gewordene schnelle Küche mit den künstlich schmackhaften Aromen in gleichbleibender Qualität auf den Teller zu zaubern. Diese »Fremdstoffe« sind meist künstlich hergestellte Substanzen, die in natürlichen Lebensmitteln nicht vorkommen. Erst 1974 wurden sie im Zuge des »Lebensmittel- und Bedarfsgegenstandgesetzes« in die wesentlich harmloser klingenden »Zusatzstoffe« umbenannt. Von den verschiedensten Institutionen bekommen die Verbraucher versichert, dass Zusatzstoffe strengsten Kontrollen unterliegen und die aufgenommenen Mengen unschädlich seien. Was die wenigsten wissen: Diese Einschätzungen ändern sich laufend. Die Studienlage ist häufig widersprüchlich. Die Überlegung, dass unser Körper nur mit ihm genetisch bekannten Stoffen gut zurechtkommt, hilft bei der grundsätzlichen Beurteilung der Gefährlichkeit dieser naturfremden Stoffe sehr. Völlig bedrohlich wird es, wenn man weiß, dass es so gut wie keine Untersuchungen über die Langzeit- oder Kombinationswirkungen dieser Stoffe gibt.

Brandgefährlich: Die Kombination Aluminium und Zitronensäure

Prof. Konrad Beyreuther, einer der bekanntesten Alzheimerforscher, hat sich mit dem Thema beschäftigt. Ein besonderes Augenmerk hat er dabei auf das Leichtmetall Aluminium gerichtet, das als tickende Zeitbombe bei der Entstehung der steinartigen Plaques und Fibrillenbündel im Gehirn von Alzheimerpatienten eine Rolle spielt. Beyreuther moniert, dass insbesondere bei der Verwendung von künstlichen Zusatzstoffen in Nahrungsmitteln keine Untersuchungen durchgeführt werden, welche speziell die gegenseitigen Wechselwirkungen dieser Substanzen im Blickfeld haben – wie eben beispielsweise die Kombination von Aluminium und Zitronensäure. Als Einzelsubstanzen sind Aluminium und Zitronensäure für den Menschen unbedenklich. Die Kombination dieser beiden Stoffe im menschlichen Organismus scheint sich jedoch verheerend auszuwirken. Man er-

kennt sie an den beiden E-Nummern E 330 (Zitronensäure) und E 173 (Aluminium) auf der Lebensmittelverpackung.
Aluminium wird von einem gesunden Körper aufgenommen und ebenso wieder ausgeschieden, ohne Schaden anzurichten. Ist in einem Nahrungsmittel jedoch zusätzlich noch Zitronensäure enthalten, verbinden sich die beiden Substanzen zu einem gemeinsamen Molekül. Mithilfe der Zitronensäure ist das Aluminium jezt in der Lage, die Blut-Hirn-Schranke zu durchbrechen, die unser Gehirn normalerweise vor giftigen Stoffen schützt. Diese Stoffkombination schafft es also, in unser Gehirn zu gelangen. Was jetzt dort geschieht, ist fatal. Eigentlich könnte die Zitronensäure den gemeinsamen Wirkstoffkomplex genauso wieder hinausbefördern, wie er hineingekommen ist. Da aber die Zitronensäure im Gehirn mithilfe eines bestimmten Enzyms abgebaut wird, bleibt am Ende fatalerweise nur das Aluminium zurück. Es kann nicht mehr aus dem Gehirn hinausgelangen und entfaltet dort seine schädliche Wirkung. Das silbrig schimmernde Leichtmetall wirkt hochgiftig auf die Nervenzellen, die nach und nach absterben.
Die Aufnahme von Aluminium ist heutzutage extrem hoch. Man geht davon aus, dass ein Erwachsener die empfohlene Höchstmenge täglich um das Sechsfache überschreitet, bei den Kindern scheint es noch mehr zu sein. So haben beispielsweise Softgetränke meist einen sehr hohen Gehalt an Zitronensäuren. Je länger sich diese Getränke in Aludosen befinden, umso mehr Aluminium wird in das Getränk abgegeben.
Auch das Verpacken von säurehaltigen Nahrungsmitteln in Alufolien können Sie zukünftig vermeiden, indem Sie das altbewährte Butterbrotpapier verwenden. Benutzen Sie kein Alugeschirr und bewahren Sie Lebensmittel nicht in Aluminiumdosen, -schüsseln und ähnlichen Gefäßen auf. Verzichten Sie auch auf Backwaren mit silbrigem Zuckerguss. Verbannen Sie Alufolie generell aus Ihrem Haushalt.

Transfettsäuren

Diese hochgiftigen Fette, die ursprünglich aus Pflanzenölen stammen, entstehen durch extreme Hitzeeinwirkung beim industriellen Härten von Ölen und um streichfähige Fette wie beispielsweise Margarine herzustellen. Aber auch beim starken Erhitzen und Braten über einen längeren Zeitraum verändern die Fette ihre Molekülgeometrie und werden für die menschliche Gesundheit extrem gefährlich. Man kann sich Transfettsäuren als klebrige Masse vorstellen, die sich an Zellwände, Blutbahnen und Nerven anhaftet und diese damit in ihrer Funktion erheblich beeinträchtigt. Diese Transfettsäuren sind mitverantwortlich für die Entstehung vieler moderner Erkrankungen, wie Herz-Kreislauf-Erkrankungen, Allergien und Krebserkrankungen. Sie finden diese Fette in Pommes, Chips, in allen weiteren frittierten Lebensmitteln, in Ber-

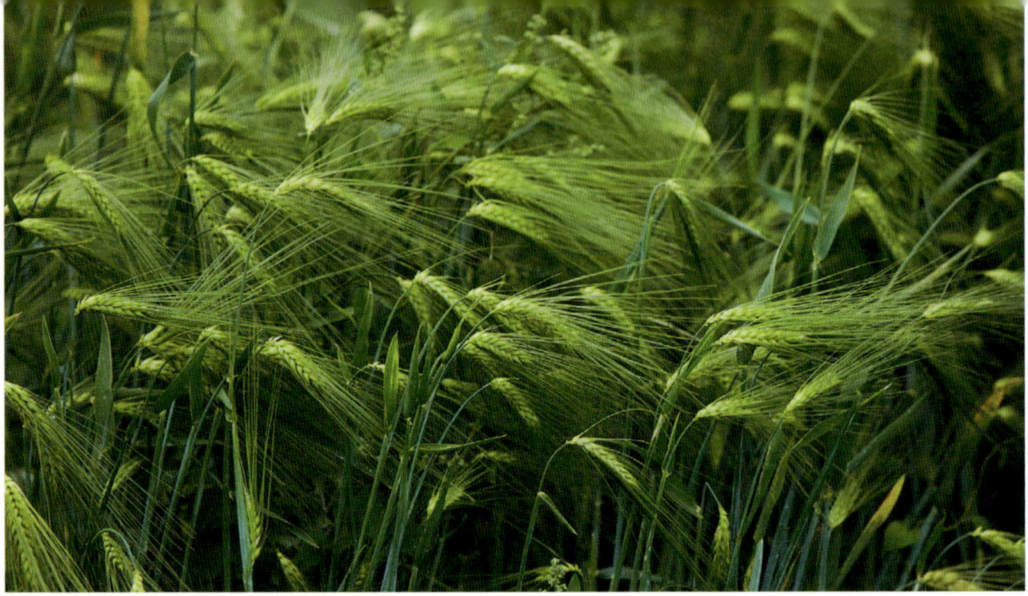

Gluten ist schon lange Bestandteil der menschlichen Ernährung. Die Beschwerden und Unverträglichkeiten basieren auf dem übermäßig hohen Glutenanteil der heutigen Zuchtgetreide.

linern, Blätterteig und vielen anderen Backwaren, Fertiggerichten, Aufstrichen, Panaden, Eis, Wurst und selbst in Müsliriegeln sowie Frühstücksflocken.

Achten Sie als Verbraucher bitte darauf, ob sich unter den aufgeführten Inhaltsstoffen, auch bei Fertiggerichten, »gehärtete« oder »zum Teil gehärtete Fette« befinden. Meiden Sie diese, wo es möglich ist. Bei nicht verpackten Nahrungsmitteln wird es allerdings schwierig sein, in Erfahrung zu bringen, ob Transfettsäuren enthalten sind.

AGEs – kaum bekannt, doch hochgefährlich

AGEs (Advanced Glycated Endproducts) gehören zu den Giften, die den Alterungsprozess beschleunigen und bei der Entstehung von vielen Krankheiten wahrscheinlich eine bisher unterschätzte, jedoch große Rolle spielen. Beispielsweise bei der Makuladegeneration, Arteriosklerose, Nierenschäden oder Durchblutungsstörungen. AGEs wirken ebenfalls zerstörerisch auf das Gehirn und auf dessen kognitive Fähigkeiten und fördern neurodegenerative Krankheiten wie Altersdemenzen und Parkinson.

Diese AGEs sind unnatürliche schädliche chemische Verbindungen von Eiweißen und Kohlenhydraten, die zu oxidativem Stress, Flexibilitätsverlust des Gewebes und zu Entzündungsvorgängen im Körper führen. Vor allem aber bremsen sie die wertvollen Reparaturarbeiten der Sirtuine.

Die weitaus größte schädliche Dosis an AGEs führen wir unserem Körper durch unsere tägliche Nahrung zu, wenn Fette, Eiweiße und Zucker stark erhitzt, gebraten, gegrillt, getrocknet und geräuchert werden. Bisher wurden über 500 Lebensmittel auf ihren AGE-Gehalt untersucht. Neben Zigarettenrauch enthalten Fleisch, Fisch, Käse und stark verarbeitete Nahrungsmittel den höchsten AGE-Gehalt, während Pflanzennahrung den niedrigsten Gehalt aufwies. Ebenso ist die Zubereitungsart von Bedeutung. Beim Dämpfen oder Schmoren entstehen im Vergleich zu den anderen Zubereitungsweisen wie Braten, Backen oder Grillen weniger AGEs.[40]

Gluten

Vor etwa 10 000 Jahren begannen wir, aus Wildgras mehr als 25 000 Weizenarten zu züchten. Aus dem Ur-Weizen, dem Einkorn, entstand durch weitere Kreuzungen in vorbiblischer Zeit der erste Weichweizen, der sich schon wesentlich besser verarbeiten ließ. Heutiger Hochleistungsweizen hat kaum noch etwas mit dem Ur-Weizen gemeinsam. 1970 erhielt Dr. Norman Borlog den Friedensnobelpreis für die Entwicklung des gentechnologisch veränderten Hartweizens, den Mexiko-Weizen. Ein eingebautes Zwergwuchsgen kürzte die Weizenhalme und machte die Ähren so ertragreich, dass Indien innerhalb von zehn Jahren die Weizenernte um das Dreifache steigern konnte. Mexiko war vier Jahre später nicht mehr auf Importe angewiesen. Die andere Seite der Medaille ist, dass die Glutengene sowie der Glutengehalt sich durch diese Züchtungen stark veränderten. Dies könnte für die starke Zunahme der Unverträglichkeit gegenüber Gluten verantwortlich sein. Zwischen 1950 und 2005 verfünffachte sich die Zahl der an Zöliakie Erkrankten, dem Vollbild der Glutenunverträglichkeitskrankheit.

Auch Roggen, Dinkel, Kamut, Gerste oder Grünkern enthalten dieses Klebereiweiß in seiner ursprünglichen Form. Mir berichten Patienten immer wieder, dass sie mit den alten Getreidesorten überhaupt keine Probleme haben, aber mit den modernen Weizenprodukten sehr wohl.

Typische Symptome der Glutenunverträglichkeit können sein: Abgeschlagenheit, Blähbauch, wiederholte Durchfälle, Kopfschmerzen, Konzentrationsstörungen, aber auch ständige Esslust.

Ich springe nicht auf den Zug der absoluten Glutenverdammung auf. Sehr wohl aber empfehle ich meinen Patienten, sich selbst zu beobachten, wenn sie glauben, an einer Glutenunverträglichkeit zu leiden.

Meiden Sie für vier Wochen alle glutenhaltigen Getreide. Ersetzen Sie diese durch Reis, Hafer, Kichererbsen, Quinoa, Amarant sowie Buchweizen. Achten Sie bei Fertignahrungsmitteln auf Emulgatoren und Stabilisatoren, die ebenfalls Gluten enthalten können. Geht es Ihnen in dieser Zeit merklich besser, wissen Sie, woran es liegt. Spüren Sie aber keine Veränderung, dann genießen Sie ein wunderbares Vollkornbrot.

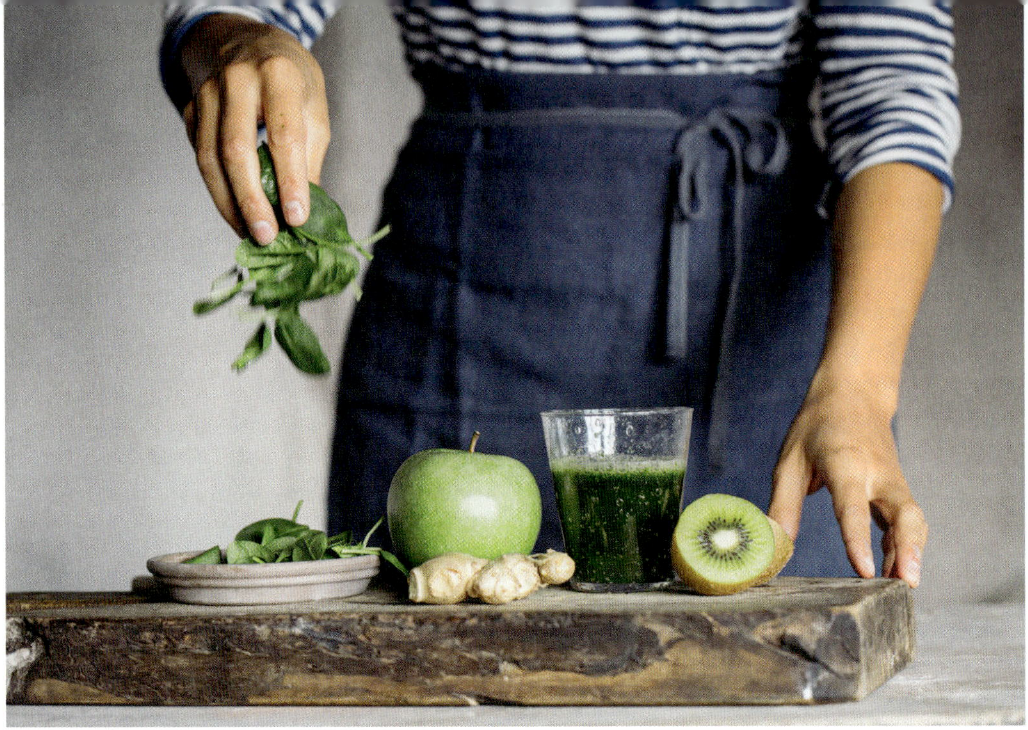

DIE BASICS: ESSEN, TRINKEN & BEWEGUNG

Intervallfasten ist ganz einfach, wenn man die Basics beherzigt. Bewegung und gesunde Ernährung gehören immer zusammen!

DIE 16/8-REGEL

Das Prinzip ist ganz einfach: Sie essen täglich innerhalb von acht Stunden drei Mahlzeiten. Die idealen Essenszeiten liegen zwischen zwölf Uhr mittags und 20 Uhr abends. Sollten Sie diese Zeiten nicht einhalten können, weil Sie zu einem Abendessen eingeladen sind, dann nehmen Sie die erste Mahlzeit am nächsten Tag einfach entsprechend später zu sich. Steht ein Frühstück an, etwa am Wochenende, dann nehmen Sie die letzte Mahlzeit am vorherigen Tag einfach früher ein. Das Schöne am Intervallfasten ist, dass es sehr flexibel ist. Wichtig ist nur, regelmäßig auf eine Essenspause von mindestens 16 Stunden zu achten.

TRENNKOST IST SINNVOLL

Natürlich sind in den meisten Lebensmitteln alle drei großen Makromoleküle, also Eiweiße, Kohlenhydrate und Fette enthalten. Aber in unterschiedlicher Menge. Darauf basiert die Berechtigung der Trennkostprinzipien. Für eine Mahlzeit, die hauptsächlich aus Kohlenhydraten besteht, sind andere Verdauungsenzyme notwendig als für ein Essen mit einem hohen Eiweißanteil. Daher ist die Regel ganz einfach: Bis in die frühen Nachmittagsstunden sollten die kohlenhydratintensiven Mahlzeiten eingenommen werden und abends die eiweißintensiven. Am Abend pflanzliche Eiweiße deshalb, weil sie nicht so schnell und so viel Insulin locken. Der Körper kann dadurch besser zur Ruhe kommen, seine nächtliche Fettverbrennung einleiten und mit den Aufräum- und Ausbesserungsarbeiten beginnen.

ZWISCHENMAHLZEITEN SIND OUT

In meiner Anfangszeit als Ärztin wurden viele kleine Mahlzeiten befürwortet. Noch heute gibt es Empfehlungen, fünfmal täglich eine Obst- oder Gemüsemahlzeit zu essen. Besonders Zuckerpatienten wurde ans Herz gelegt, sechs bis acht kleine Mahlzeiten pro Tag zu sich zu nehmen. Ich persönlich fand diese Empfehlung immer absurd. So kann der Körper doch nie zur Ruhe kommen. Ich denke nur an die Bauchspeicheldrüse, die ständig Insulin produzieren muss. Dem Diabetes wurden damit alle Türen geöffnet.

Auch die Sirtuine (**siehe Seite 27–29**) kommen so ihrer Reparaturaufgabe nicht nach, weil der Magen so gut wie nie leer ist. Dabei ist es doch logisch: Wer am Tag viel gearbeitet hat, macht abends doch auch nicht weiter, sondern ruht sich aus und geht schlafen, damit er am nächsten Tag wieder fit ist. Wieso sollte es Ihren Organen nicht ebenso gehen? Pausen sind überlebensnotwendig. Deshalb ist das Intervallfasten die wirkungsvollste Art, eine perfekte Balance zwischen Aktion und Ruhe zu finden. Verzichten Sie also auf Zwischenmahlzeiten!

FASTEN BRINGT ENERGIE

Ich selbst faste an den meisten Tagen schon mal 18 oder gar 20 Stunden. An Tagen, an denen ich mich besonders stark konzentrieren muss, esse ich meist nur zwei Mahlzeiten. Wenn Sie mit dem Intervallfasten ganz neu beginnen, sollten Sie sich aber erst einmal an die 16/8-Regel halten, um sich an diese für Ihren Organismus neue Ernährungsweise zu gewöhnen.

GUT GEKAUT IST HALB VERDAUT!

Manche Volksweisheit hat ihre Berechtigung. So erleichtern Sie Ihrem Verdauungssystem die Arbeit erheblich, wenn Sie Ihre Zähne ausgiebig benutzen. Übrigens versorgen Sie so nebenbei Zähne und Zahnfleisch mit den richtigen Nährstoffen. Gleichzeitig produzieren Sie Verdauungssäfte, die Ihre Nahrung, insbesondere die Kohlenhydrate, im Mund vorverdauen. Kauen fördert außerdem die Durchblutung im Kopfbereich – über die Aktivierung der Muskulatur –, was die Gehirnleistung steigert.

WAS DARF'S ZU TRINKEN SEIN?

Besonders in den ersten 14 Fastentagen sollten Sie sich ausreichend mit Flüssigkeit versorgen – das heißt mit Wasser. Insgesamt werden täglich mindestens 2,5 bis drei Liter Flüssigkeit empfohlen, denn beim Abbau von Fettzellen und durch das Aktivieren Ihrer Reparaturinstanzen ist der Abtransport von Stoffwechselprodukten und den in den Fettzellen freigewordenen Substanzen, die auch giftig sind, in vollem Gang. Dazu braucht Ihr Körper viel Wasser.

Vormittags »Wasser tanken«

Trinken Sie am Vormittag etwa zwei Liter. Das unterstützt Ihren Organismus in der Ausscheidungsphase. Am besten häufig kleine Mengen, denn der Dünndarm soll es aufnehmen und ins Körperinnere abgeben. Trinkt man viel auf einmal, gelangt das Wasser in den Dickdarm, stört die Verdauung und kann sogar Mineralien ausschwemmen. Es ist wie draußen in der Natur. Leichter Regenfall kann in die Erde eindringen und befeuchten. Ein Regenguss hingegen wird zum großen Teil in Bächen oder im Gully landen.
Am besten zum Trinken geeignet ist reines, mineralarmes Wasser, Quellwasser, aber auch Osmosewasser. Damit das Wasser nicht zu langweilig schmeckt, bereite ich morgens eine Karaffe vor, in die ich zur Flüssigkeit zwei bis drei Scheiben Zitrone oder Orange gebe und oftmals auch frische Minzeblätter, Zitronenmelisse oder Basilikum. Auch ein paar Scheiben frischer Ingwer sorgen für eine angenehme feine Note. Je nach Geschmack, Lust und Laune.

RICHTIG KAUEN

Kauen Sie einen Bissen so lange, bis die Speise im Mund fast flüssig ist. Dann erst sollten Sie schlucken. Der Vorteil: Sie werden schneller satt, sind weniger müde und haben eine hervorragende Verdauung. Der einzige Grund, warum viele Menschen eine schlechte Verdauung haben, ist oft, dass sie ihr Essen nicht ausreichend kauen. Unsere Zähne sind nun mal zum Kauen da!

Vor den Mahlzeiten trinken

Sobald Sie anfangen zu essen, produziert Ihr Körper Verdauungssäfte, die für das Zerlegen der Lebensmittel verantwortlich sind. Stunden später werden Zuckermoleküle aus den Kohlenhydraten, Aminosäuren aus den Eiweißen und Fettsäuren aus den Fetten in die Zellen gelangen. Die Verdauungssäfte sind der aufgenommenen Nahrung entsprechend zusammengesetzt. Trinken Sie jetzt etwas, dann verdünnen Sie Ihre Verdauungssäfte. Dadurch wird die gesamte Verdauung ineffizienter und braucht länger. Da Sie aber beim Intervallfasten die größte Menge an Flüssigkeit am Vormittag vor der ersten Mahlzeit aufnehmen, brauchen Sie sich in Zukunft darüber keine Gedanken mehr zu machen.

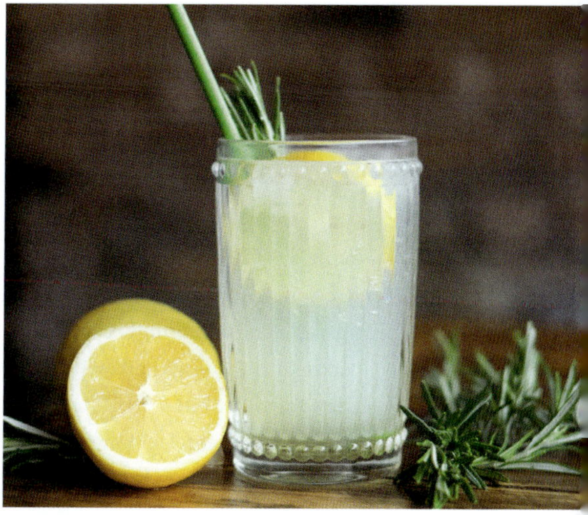

Zelebrieren Sie die tägliche Aufnahme von Wasser. Aromatisieren Sie es mit Zitrusfrüchten.

Geheimnis des grünen Tees

In grünem Tee ist der Anteil an sekundären Pflanzenstoffen besonders hoch. Den Catechinen wird dabei die stärkste gesundheitsfördernde Wirkung zugeschrieben. Catechine verfügen nicht nur über antibakterielle und antivirale Eigenschaften, sondern sind hauptverantwortlich für das krebshemmende Potenzial des grünen Tees. Eine Untergruppe, das Antioxidans EGCG (Epigallocatechingallat), verhindert wahrscheinlich besonders wirksam, dass Krebszellen entstehen können. Viele wissenschaftliche Studien haben gezeigt, dass dieses Molekül einen extrem hohen hemmenden Einfluss auf die Bildung von neuen Blutgefäßen zu den Krebszellen aufweist. Es ist inzwischen wissenschaftlich erwiesen, dass bereits geringe Mengen EGCG genügen, um diese Wirkung zu erzeugen. Doch auch hier ist Vorsicht geboten: Nicht jeder grüne Tee enthält gleich viele gesunde Inhaltsstoffe. Je nach Anbaugebiet, Erntezeit, Herstellungsverfahren und Zubereitung können diese erheblich variieren. Grüne Tees aus Japan sind nach meiner Erfahrung die besten. Achten Sie unabhängig vom Ursprungsland zusätzlich auch auf das Ökosiegel. Nur mit diesem Siegel ist ein von Schadstoffen freies Produkt garantiert.

Übrigens: Wenn es draußen warm ist, schmeckt grüner Tee auch kalt köstlich. Und Sie können ihn nach Belieben mit etwas Zitronen- oder Orangenschale verfeinern.

GRÜNER TEE, WIE ICH IHN MAG

Seit fast 20 Jahren trinke ich jeden Morgen grünen Tee. Meine Lieblingssorte ist *Gyokuro Tokiwa* aus Japan, natürlich bio. Mir reichen für eine 1,5-Liter-Kanne zwei gehäufte Teelöffel, dann schmeckt der Tee ganz leicht und fein. Das Wasser sollte nur 70 Grad heiß sein, damit der Tee nicht bitter wird. Ich lasse meinen Teebeutel so lange in der Kanne, bis sie leer ist. Die Teeblättchen werfe ich nicht weg: Ich verwende sie als Zutat in einem grünen Smoothie, denn sie enthalten noch viele wertvolle Inhaltsstoffe.

BEWEGUNG, DAMIT DIE NÄHRSTOFFE IN DIE ZELLEN GELANGEN

Bewegung ist essenziell, damit die Nährstoffe an ihre Bestimmungsorte gelangen. Bewegung entsteht durch Muskelarbeit und Blutfluss entsteht durch Herzarbeit – so weit, so gut. Doch jetzt wird es erst richtig spannend: Das wichtigste Transportsystem in unserem Körper ist der Blutkreislauf! Durch ihn gelangen die Nährstoffe zu den Zellen und die Abfallstoffe zu den Ausscheidungsorganen. Unser Herz alleine ist nicht in der Lage, den Blutfluss durch alle Gefäße zu bewältigen. In unseren Venen müssen Venenklappen helfen, Rückflussdruck aufzubauen. In dem 160 000 Kilometer langen System der Kapillargefäße, in dem der größte Druckverlust stattfindet, helfen winzige Bindegewebsschleier beim Rückfluss. Sind die Nährstoffe durch die Kapillarwände im Zwischenzellraum angelangt, nutzt der Körper die durch die Scherengitterstruktur der Faszienfäden gebildeten Strömungskanäle, damit die Nährstoffe zu den Zellen gelangen können. Eine vom Körper biophysikalisch erzeugte elektrische Spannung hilft, die Zellwandspannung von etwa 70 Millivolt aufrechtzuerhalten, die nötig ist, damit die Nährstoffe von den Zellen aufgenommen werden können.

Erst äußere Bewegung erzeugt innere Bewegung

Neben dem Herzmuskel, der sich permanent bewegt, benötigen die geschilderten Vorgänge ausnahmslos körperliche Bewegung. Ohne sie könnten weder die Venenklappen noch die winzigen Klappen in den venösen Kapillargefäßen das Blut zum Herzen zurückpumpen. Ohne dass die Faszien vielfältigst bewegt werden, »verfilzen« und verstopfen ihre Strömungskanäle. Und ohne dass das Bindegewebe und die Knochen durch Bewegung belastet werden, könnten sie keine elektrische Spannung erzeugen, die die Zellen für ihre Zellwandspannung benötigen. Aktive körperliche Bewegung ist also absolute Voraussetzung für die »innere Bewegung«, damit Nährstoffe und Sauerstoff zu den Zellen gelangen und Abfallstoffe zu den Entgiftungsorganen transportiert werden können. Wer sich zu wenig bewegt, lässt seine Zellen »hungern« und sorgt dafür, dass sich immer mehr Abfallstoffe im Zwischenzellraum ansammeln. Sie sind die Ursachen für Energie- und Antriebslosigkeit, aber auch für viele zivilisatorische und chronische Erkrankungen **(siehe Seite 38–49)**.

Die Muskeln, eine Hormonfabrik

Muskeln erzeugen also auch den inneren Stoffwechsel. Aber sie leisten noch mehr. Als Nebenprodukt von Muskelbewegungen und Kontraktion entstehen hormonähnliche Botenstoffe – Myokine. Sie wurden von der dänischen Professorin Bente Pedersen entdeckt. Inzwischen sind über 300 bekannt, aber man rechnet mit vielen Tausend mehr. Diese Botenstoffe sind ausschlaggebend für die Aktivierung von Stoffwechselvorgängen in den Muskeln, der Leber und im Gehirn. Sie sorgen für die Vermehrung von Blutgefäßen, für Muskelwachstum, erhalten die Struktur und Funktion des Gehirns, kontrollieren die Verteilung von Muskeln und Fett, steuern den Abbau von Fettgeweben und erzeugen ein antientzündliches Milieu im Körper. Da chronische Entzündungszustände ein Nährboden für viele Krankheiten sind, wirken die Myokine chronischen Erkrankungen entgegen. Der Körper kann also nur gesund bleiben oder werden, wenn er die Botenstoffe produziert, die spezielle Stoffwechselprozesse im Körper beeinflussen. Motor all dieser Prozesse ist die körperliche Bewegung.

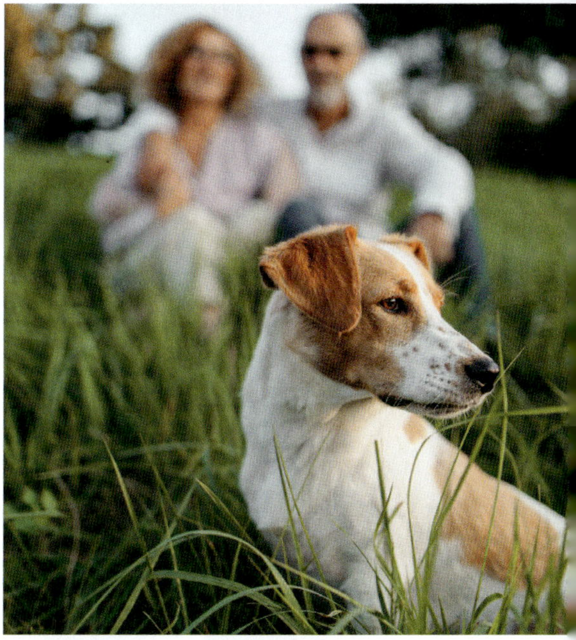

Unterstützten Sie Ihren Körper bei all seinen Stoffwechselprozessen – durch viel Bewegung an der frischen Luft, ob mit oder ohne Vierbeiner.

Im nächsten Kapitel führt Sie mein Mann in den Bewegungsteil meiner Intervallfastenmethode ein. Es ist wichtig zu verstehen, dass über die allgemeine Körperbewegung hinaus erst diese speziellen Übungen einen mächtigen Turboeffekt erzeugen und damit größten Einfluss auf unsere Gesundheit haben, da durch deren ausgesuchte Gelenkwinkel gezielt die Gewebe aller Körperregionen durchflutet werden können.

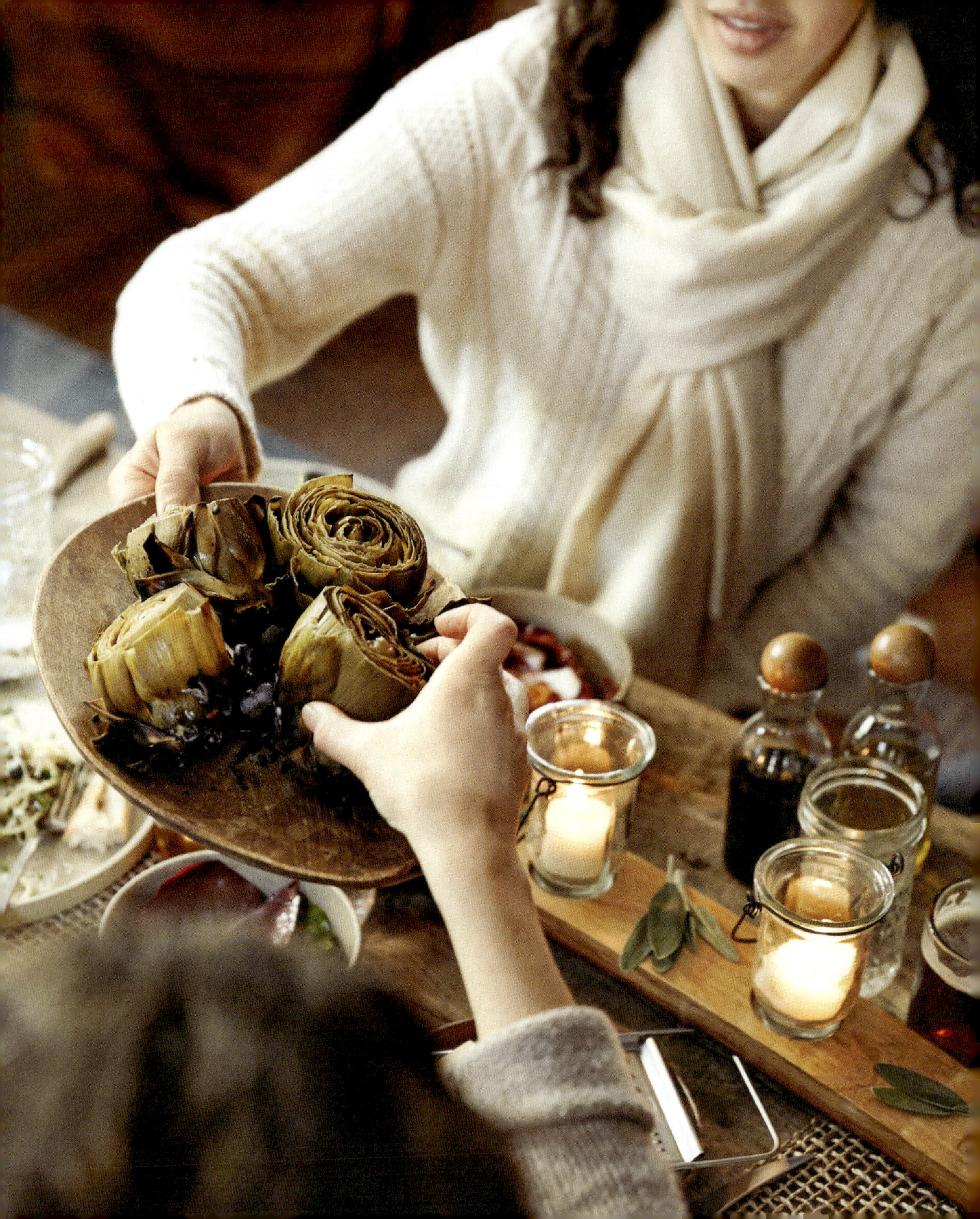

INTERVALLFASTEN – SO GEHT'S!

Lernen Sie nun die Dr. Petra Bracht-Methode des Intervallfastens kennen: eine Kombination aus veganer Ernährung und spezieller Bewegung, die ihnen dabei hilft, schnellstmöglich gesund zu werden und zu bleiben!

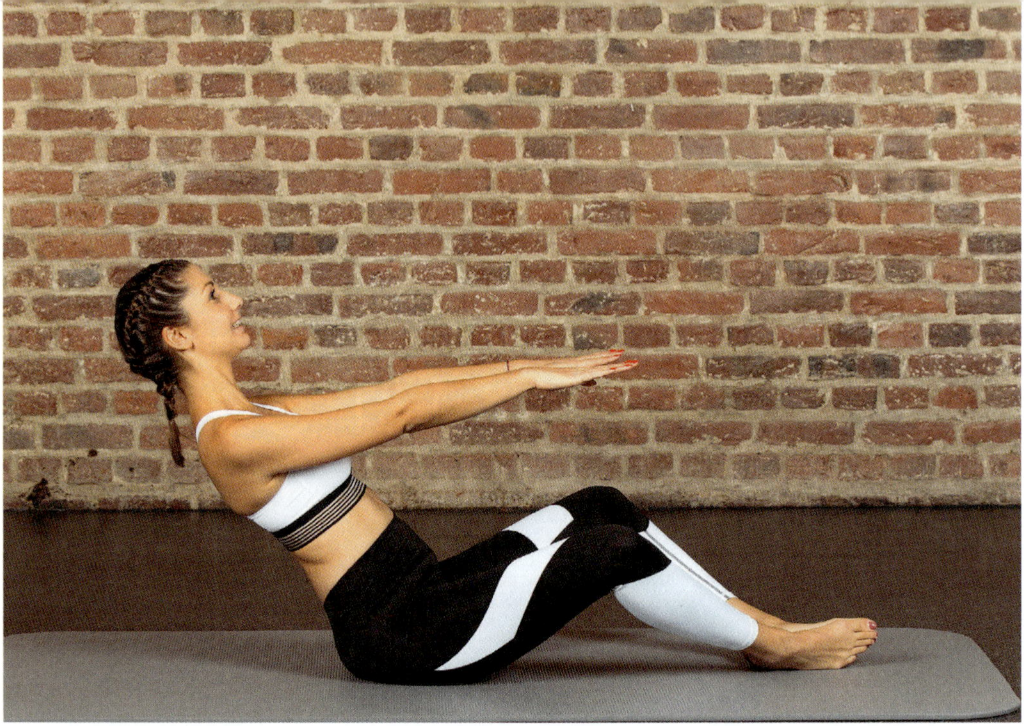

FASTENTURBO DURCH BEWEGUNG

Patienten, die unter Schmerzen, Verspannungen oder Verschleißerscheinungen leiden und sich deswegen nur eingeschränkt bewegen können, bekommen von der Schulmedizin meist wenig Hilfe. Das wollten wir ändern. Deshalb haben wir die Liebscher & Bracht-Übungen entwickelt. Welche Bewegungen können das Intervallfasten und die Gesundung bestmöglich unterstützen? Diese Frage hätten wir ohne die 30-jährige Entwicklung unserer Schmerztherapie nie beantworten können. Voraussetzung war die Kombination unserer Fähigkeiten: das Wissen, Können und die Erfahrung aus Medizin, Naturheilkunde, Maschinenbau und asiatischen Kampf- und Bewegungskünsten. Durch die Systematisierung der Schmerzen entdeckten wir 27 muskulär-fasziale Engpässe, die eine zu hohe

Spannung aufweisen und für so gut wie alle auftretenden Schmerzen verantwortlich sind. Daraus entwickelten wir 27 Liebscher & Bracht-Übungen, mit denen sich alle Menschen langfristig von diesen Schmerzen befreien können.Erst dann können Zellen im Körper gut mit Nährstoffen versorgt werden.

ENGPÄSSE WEGTRAINIEREN

Es geht also darum, diese 27 Engpässe abzubauen und zu beseitigen. Ist das schließlich geschehen, sind Ihre Schmerzen verschwunden, Ihre Beweglichkeit wird täglich besser, Ihr Energielevel steigt kontinuierlich und alle Zellen sind an den Stoffwechsel »angeschlossen«. Wer unsere Schmerztherapie noch nicht kennt, wird dies zunächst kaum glauben können. Doch die Erklärung ist ganz logisch: Da die meisten Schmerzen ihre Ursache in zu hohen Spannungen der Muskeln und Faszien haben, verschwinden die Schmerzen, wenn diese Engpässe abgebaut werden und ebenfalls die von ihnen verursachten Bewegungseinschränkungen. Da die Engpässe im Körper wie eine angezogene Handbremse wirkten, steigt Ihre Lebensenergie dramatisch, wenn diese Widerstände beseitigt sind.

DAS BEWEGUNGSPROGRAMM

Geben Sie Ihrem Körper genau das, woran er genetisch angepasst ist und wonach er lechzt: Ausdauer, Kraft, Bewegungsdynamik, muskuläre Ansteuerung und Dehnung. Das geht ganz einfach durch Sport! Wir empfehlen neben Ausdauersport zwölf von uns entwickelte Liebscher & Bracht-Übungen (**siehe Seite 80–103**).

Ausdauersport

Bei den Ausdauersportarten sollten möglichst viele Muskelgruppen gleichzeitig angesprochen werden. Daher empfehlen wir Nordic Walking, Skilanglauf, Schwimmen, den Crosstrainer oder Rudern.

Liebscher & Bracht-Übungen

Die Liebscher & Bracht-Übungen beinhalten ein sehr effizientes Dehnungs- und Krafttraining. Sie helfen, Ihre muskulär-faszialen Engpässe (**siehe diese Seite**) systematisch zu beseitigen und in der Folge auch die damit verbundenen Schmerzen und Bewegungseinschränkungen. Gleichzeitig sorgen sie dafür, dass Ihre Myokine (**siehe Seite 73**) geradezu sprudeln, was wiederum Ihren Stoffwechsel deutlich aktiviert.

Wenn Sie die Liebscher & Bracht-Übungen regelmäßig ausführen und sich nach der Intervallfastenmethode ernähren, werden sich Ihre körperliche Fitness und Ihr Energielevel kontinuierlich verbessern.

Entsprechend diesem Zustand können Sie entweder von Beginn an oder dann, wenn Sie immer weniger Schmerzen haben und sich immer besser bewegen können, das Ausdauertraining hinzunehmen.

BEVOR SIE LOSLEGEN

Nun stellen wir Ihnen zwölf Liebscher & Bracht-Übungen vor, die für das 14-Tage-Programm entwickelt wurden. Pro Tag reichen vier Übungen. Ihre Ausdauer sollten Sie zwei- bis dreimal wöchentlich für 30 bis 40 Minuten trainieren.

JEDE ÜBUNG BESTEHT AUS DREI TEILÜBUNGEN

Im ersten und im letzten Teil jeder Übung gehen Sie immer so weit wie möglich in die Dehnung. Dann im schnellen Wechsel so stark wie möglich, während Sie doppelzählen, anspannen (Maximalkraft) und wieder entspannen. Während des Entspannens sollten Sie die Dehnung immer wieder intensivieren – soweit es Ihr Körper zulässt.
Im mittleren Teil der Übungen geht es immer darum, die angegebenen Positionen so maximal wie möglich einzunehmen – es soll durchaus anstrengend sein. Wie das Doppelzählen erfolgen soll, wird bei den Übungsbeschreibungen jeweils angegeben.

DOPPELZÄHLEN

Während des Doppelzählens im ersten und letzten Teil spannen Sie Ihre Muskulatur maximal an, in den Pausen entspannen Sie sie wieder. Also: »Eins-Eins« – Pause – »Zwei-Zwei« – Pause … Zählen Sie: 1–9, 10, 1–9, 20, 1–9, 30, 1–9, 40 um schnell genug zählen zu können. Das Zählen sollte im ersten und letzten Teil nämlich so erfolgen, dass Sie für die Anspannungen und die Entspannung, in der Sie die Dehnung verstärken, jeweils etwa eine Minute benötigen. Im mittleren Teil der Übungen wollen wir durch das Doppelzählen Ihr Bemühen, die Positionen so korrekt wie möglich einzunehmen, intensivieren. Hier geben Sie Ihre ganze Kraft in das Einnehmen der Position, wenn Sie doppelzählen, sodass Sie mehr Fokus darauf haben. In der sich anschließenden Pause kehren Sie ohne zu zählen in die Ausgangsposition zurück.

INTENSITÄT DER DEHNUNG

Dehnen Sie die jeweiligen Muskeln so weit, bis Sie einen Dehnschmerz spüren, der aber nur so intensiv sein darf, dass Sie gerade noch entspannt weiteratmen können. Auch wenn es ein deutlicher Schmerz sein soll, so muss es noch ein »Wohlfühlschmerz« sein, das Gefühl also gerade noch im positiven Bereich liegen. Auf einer angenommenen Skala würde es bei zehn ins Negative umschlagen. »Gerade noch positiv« entspricht dem Wert 9,9. Um die besten Ergebnisse zu erzielen, sollte die Dehnungsintensität größer als acht und kleiner als zehn sein.

SCHWIERIGKEITSGRAD

Manche Übungen müssen Sie erst mal erlernen. Das ist normal und wird jeden Tag leichter. Bitte versuchen Sie immer wieder, die jeweilige Position zu perfektionieren. Das ist wichtig, um irgendwann überhaupt keine Schmerzen mehr zu haben. Bleiben Sie nicht aus Bequemlichkeit bei der leichteren Variante, sondern üben Sie so lange, bis Sie die Originalausführung schaffen.

INTENSITÄT DER ANSPANNUNG

Spannen Sie Ihre Muskeln immer so kräftig an, wie Sie können. Je stärker Sie Ihre Muskulatur fordern, desto bessere Ergebnisse werden Sie erzielen: Ihre Dehnbarkeit wird schneller zunehmen, Ihre Durchblutung und Ihr Stoffwechsel werden sich intensivieren, Ihre Muskeln werden mehr Myokine produzieren und Ihr Gewicht wird sich schneller wieder normalisieren.

ZEIT

Schaffen Sie die genannten Wiederholungen in der vorgegebenen Zeit nicht, so ist das kein Problem. Sie werden besser werden. Der Richtwert ist die Zeit! Der Übungsteil ist beendet, wenn die jeweils angegebene Zeit verstrichen ist. Je mehr Sie üben, desto leichter wird Ihnen das Tempo fallen.

BEVOR SIE LOSLEGEN

Tragen Sie, während Sie die Übungen machen, lockere und bequeme Sportkleidung sowie leichte weiche Trainingsschuhe, die für Gymnastik geeignet sind. Benutzen Sie eine Gymnastik- oder Yogamatte, die rutschfest am Boden aufliegt.
Am besten Sie üben immer im gleichen Outfit, auf der gleichen Matte, am gleichen Platz, an dem Sie ungestört sind und sich wohlfühlen, und zur gleichen Tageszeit. Handy aus: die Welt kann warten. Das alles hilft Ihnen beim Aufbauen einer unterstützenden Routine, die es Ihnen nach etwa zwei Wochen immer leichter machen wird, die Liebscher & Bracht-Übungen regelmäßig durchzuführen. Sie werden sehen: Bald werden Ihnen die Übungen so selbstverständlich erscheinen wie das tägliche Zähneputzen.

BEI SCHMERZZUSTÄNDEN

Bei starken Schmerzen, Fibromyalgie, Arthrosen und Bandscheibenschäden, Rheuma, Multipler Sklerose oder Parkinson können Sie einen Liebscher & Bracht-Schmerztherapeuten aufsuchen, der Sie mit unserer Osteopressur behandelt. Wahrscheinlich können auch Sie dann zunehmend diese Übungen und Ausdauertraining machen. Denn ganz gleich, wie Ihr Zustand ist – der Körper kann und will das ganze Leben lang trainiert werden. Probieren Sie es, wir haben schon viele kleine Wunder erlebt.

1. DURCHHÄNGEN – GESÄSS HOCHZIEHEN

Das Durchhängen befreit Sie von Schmerzen im unteren Rücken, Überlastungsschäden an den Bandscheiben sowie Arthrose im Hüftgelenk. Das Hochziehen kräftigt die vordere Körperlinie und dehnt Beinbeuger, Waden und Schultern.

DURCHHÄNGEN

- Gehen Sie im Vierfüßlerstand mit den Knien so weit zurück, dass Sie das Becken mit den Leisten voran bequem durchhängen lassen können. Die Arme sollten senkrecht stehen (1).
- Spannen Sie immer abwechselnd linkes und rechtes Knie so fest wie möglich gegen den Boden. Zählen Sie während des Anspannens doppelt (»Eins-Eins«), lösen Sie die Anspannung und lassen Sie die Leiste noch etwas tiefer sinken. 40 Wiederholungen. Dauer etwa 1 Minute.

GESÄSS HOCHZIEHEN

- Aus der Hängeposition drücken Sie mit gestreckten Knien das Gesäß so hoch wie möglich (2). Versuchen Sie dabei, die Fersen möglichst nah zum Boden zu bringen. Während der maximalen Dehnung, wenn

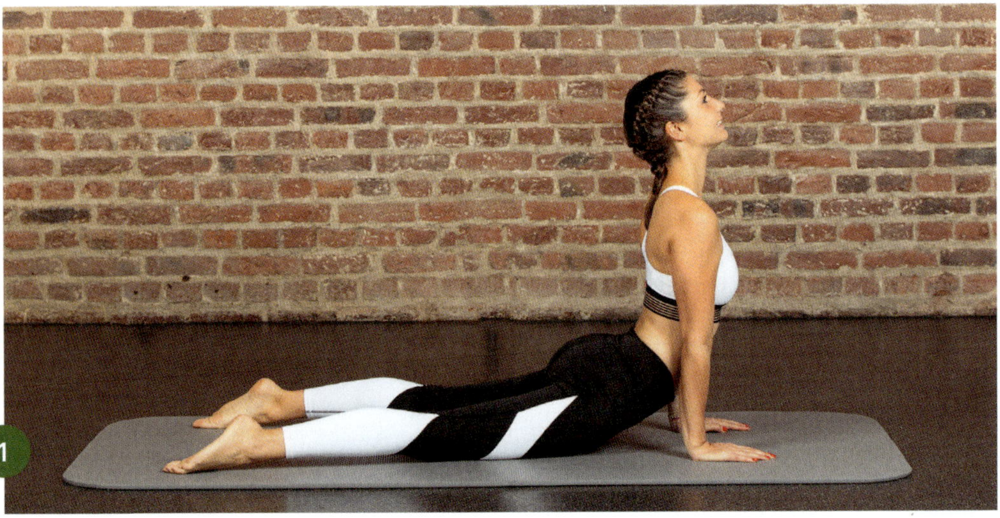

1

der Po ganz oben ist, doppelzählen (»Eins-Eins«).

- Anschließend kehren Sie so rasch wie möglich wieder in die Hängeposition zurück (»Runter-Runter«). Im Wechsel das Heben und Wiederdurchhängen 20-mal wiederholen. Dauer etwa 1 Minute.
- Wiederholen Sie den ersten Dehnungs-Anspannungs-Durchgang 40-mal. Dauer etwa 1 Minute.
- Abschließend im Fersensitz den Rumpf auf den Oberschenkeln und die Arme möglichst gestreckt nach vorne am Boden ablegen, einige Atemzüge lang so verharren.

VARIANTE FÜR DURCHGANG 1 UND 3

- Ein Knie anwinkeln und den Fuß an die Innenseite des geraden Beins legen (3).

TRAININGSTIPP

Wenn es Ihnen schwerfällt, sich auf die durchgestreckten Arme zu stützen, können Sie die Übung auch aus dem Unterarmstütz machen.
Falls Ihnen noch die Kraft zum vollständigen Hochziehen des Beckens fehlt, gehen Sie zunächst einfach nur so hoch, wie Sie können.
Wenn Sie die geforderte Wiederholungszahl nicht schaffen, machen Sie so viele Wiederholungen wie möglich und stoppen Sie in etwa nach der angegebenen Zeit.
Sollten Sie Schmerzen bekommen, pausieren Sie für einen oder zwei Tage und/oder verringern Sie die Übungsintensität

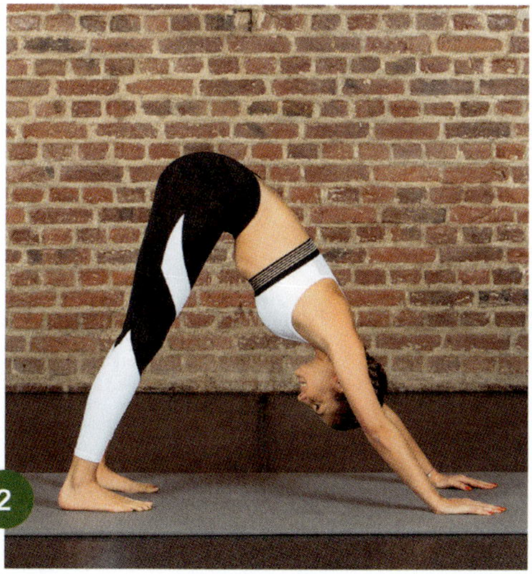

2

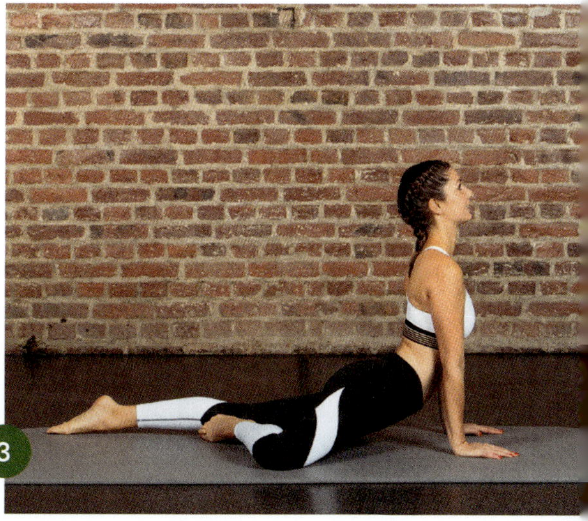

3

2. GESÄSSÜBUNG – BECKEN HOCHZIEHEN

Die Gesäßübung befreit Hüftgelenke, Po und unteren Rücken von Schmerzen und wirkt Hüftgelenksarthrose entgegen. Das Hochziehen des Beckens kräftigt das Gesäß, den Rücken und die Beine. Die Hüftbeweglichkeit wird erhöht.

GESÄSSÜBUNG

- Sie sitzen auf dem Boden, das vordere linke Bein ist im 90-Grad-Winkel gebeugt oder entsprechend weniger, bitte nur so, dass das Becken horizontal bleiben kann. Das rechte Bein strecken Sie so weit wie möglich nach hinten. Der Fußrücken liegt auf. Der Rumpf bleibt so senkrecht wie möglich (1).
- Drücken Sie nun den vorderen Fuß und das hintere Knie so fest wie möglich nach unten gegen den Boden. Während der Anspannung doppelzählen (»Eins-Eins«), dann die Anspannung stoppen und versuchen, den Rumpf senkrechter zu stellen, die rechte Leiste dichter an die linke Ferse zu bringen und das linke Knie den 90 Grad anzunähern (»Weiter-Weiter«).
- Wiederholen Sie diesen Ablauf 20-mal (Dauer etwa eine ½ Minute). Wechseln Sie dann die Seite und wiederholen Sie die Übung mit dem rechten Bein vorne. Dauer etwa eine ½ Minute.

BECKEN HOCHZIEHEN

- Stellen Sie Ihre Unterschenkel in Rückenlage auf. Heben Sie Ihr Becken so hoch wie möglich, zählen Sie doppelt (»Eins-Eins«)

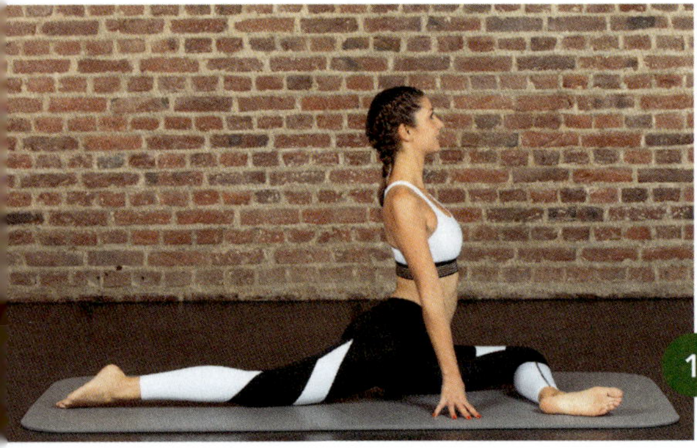

1

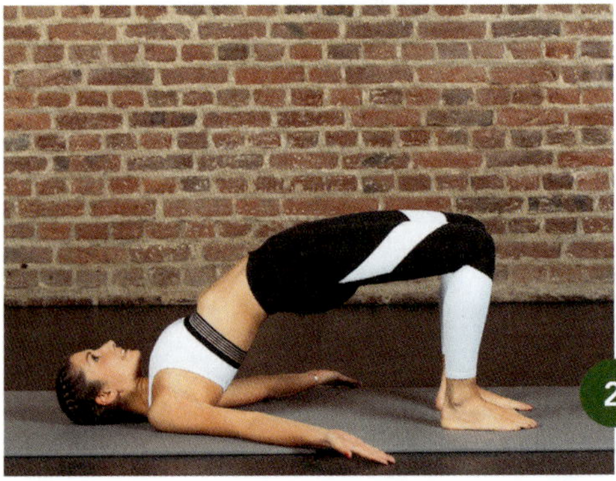

2

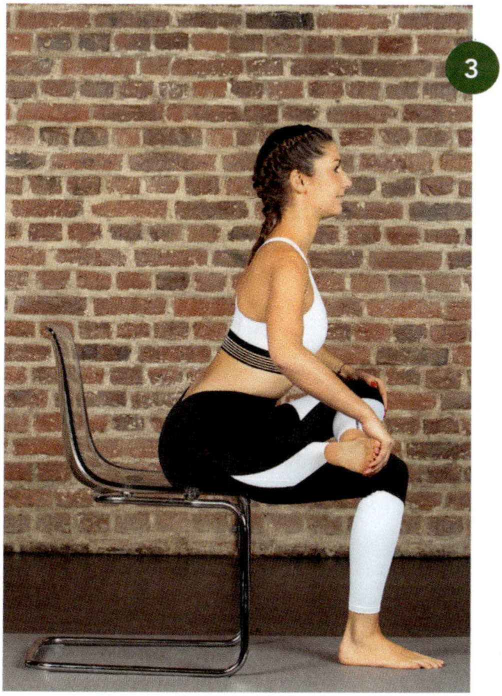

und versuchen Sie dabei die Höhe noch zu steigern, lassen Sie Ihr Becken wieder herab, ohne zu zählen (»Runter-Runter«) (2). Wiederholen Sie dies 20-mal. Dauer etwa 1 Minute.

GESÄSSÜBUNG

- Begeben Sie sich nun wieder in die Ausgangsposition von Teil 1. Absolvieren Sie wie zu Beginn 20 Anspannungen mit dem linken Bein vorne und dann 20 Anspannungen mit dem rechten Bein vorne. Dauer etwa eine ½ Minute pro Seite.

VARIANTE 1

- Falls Ihnen die Bodenposition noch zu schwer fällt, setzen Sie sich auf einen Stuhl, legen Sie den Unterschenkel quer über den anderen Oberschenkel und beugen sich mit geradem Rumpf (möglichst Hohlkreuz) so weit nach vorne, bis Sie die Dehnung im Gesäß spüren, spannen Sie dann mit dem Unterschenkel nach unten gegen den Oberschenkel und beugen sich anschließend weiter nach vorne. Dies ist quasi die Hälfte der vollständigen Übung (3).

VARIANTE 2

- Falls Sie schon gut gedehnt sind, können Sie die Übung noch intensivieren, indem Sie Ihr Gesäß vom Boden abheben, sich auf die Arme stützen und mit dem Becken möglichst horizontal in der Luft schweben. In dieser Position ist das Becken meist weit vom Boden weg. Mit zunehmender Dehnung sinkt es tiefer (4).

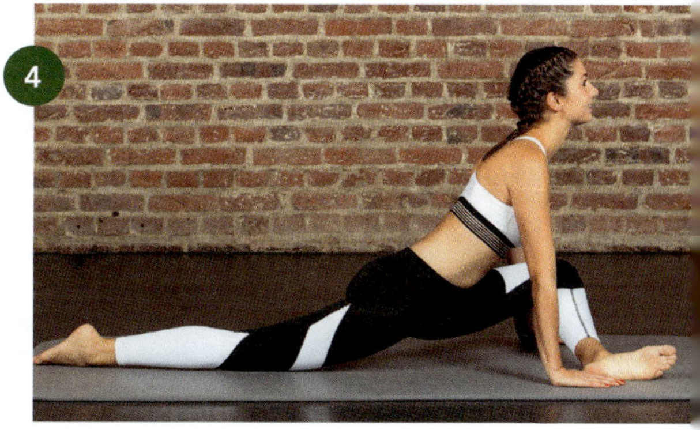

3. WIRBELSÄULENDEHNUNG – SIT-UP

Die Dehnung flexibilisiert den gesamten Rücken, die untere große Rückenfaszie, Nacken, Gesäß und Engpässe an den hinteren und außenliegenden Bereichen der Beine. Die Sit-ups kräftigen Hüftbeuger und Bauchmuskulatur.

WIRBELSÄULENDEHNUNG

- Setzen Sie sich mit etwa 90 Grad gebeugten Knien auf die Matte, Füße gegeneinander. Ihre linke Hand greift an den oberen Hinterkopf, die rechte Hand greift beide Vorfüße. Ziehen Sie Ihren Rumpf mit der rechten Hand nun so weit wie möglich nach vorne und den Kopf mit der linken Hand so weit wie möglich nach unten (1).
- Bauen Sie in dieser Position maximale Spannung auf: Der Rücken zieht nach hinten und Ihr Kopf zieht nach oben. Während der Anspannung zählen Sie doppelt, dann die Spannung wieder lösen und mit beiden Händen die Dehnung verstärken (»Eins-Eins« – »Weiter-Weiter«). Insgesamt 40-mal wiederholen. Dauer etwa 1 Minute.

SIT-UP

- Aus der Rückenlage mit gebeugten Beinen den Rumpf hoch und so weit wie möglich nach vorne ziehen. Die Arme streben da-

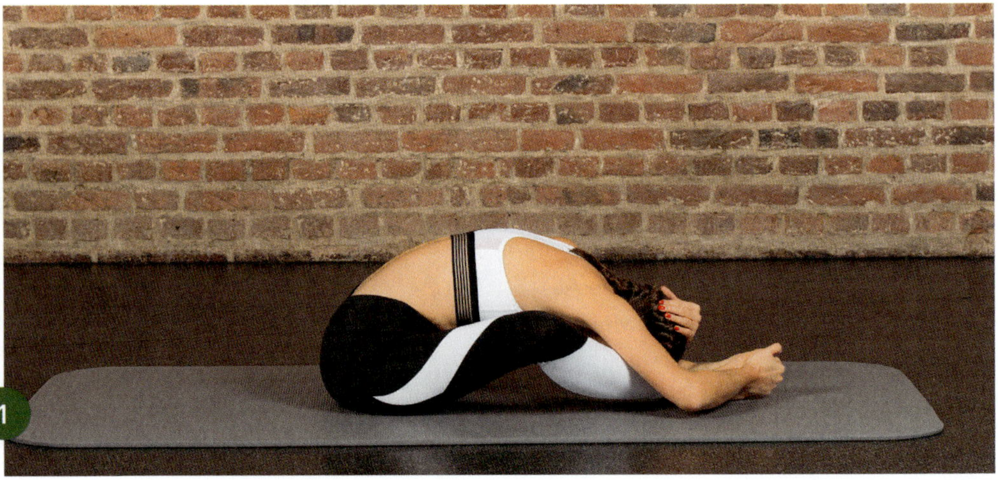

1

bei möglichst weit nach vorne. Während des Ziehens doppelzählen und wieder in die Rückenlage mit abgelegtem Kopf zurückkehren (»Eins-Eins« – »Runter-Runter«). Insgesamt 20-mal wiederholen. Dauer etwa 1 Minute (2).

- Ziehen Sie sich mit zunehmender Dehnung immer weiter maximal nach vorne (3).

WIRBELSÄULENDEHNUNG

- Greifen Sie dann mit der linken Hand Ihre beiden Vorfüße und mit der rechten Hand Ihren oberen Hinterkopf und wiederholen Sie die Wirbelsäulendehnung.

VARIANTE

- Wenn Ihnen diese Übung schwerfallen sollte und Sie in dieser Beinposition Ihre Füße nicht leicht greifen können, so benutzen Sie als Hilfsmittel unsere rote Liebscher & Bracht-Übungsschlaufe, ein Handtuch oder einen geeigneten Gürtel.

NUR GEDULD

Wenn Sie sich nicht vollständig hochziehen können und/oder auch die Wiederholungsanzahl in der angegebenen Zeit nicht schaffen, so machen Sie beides, so gut es Ihnen möglich ist, und steigern sich mit der Zeit.
Übrigens: Die Kraft soll ganz aus dem Bauch kommen, nicht aus dem Zug der Arme oder mit Schwung.

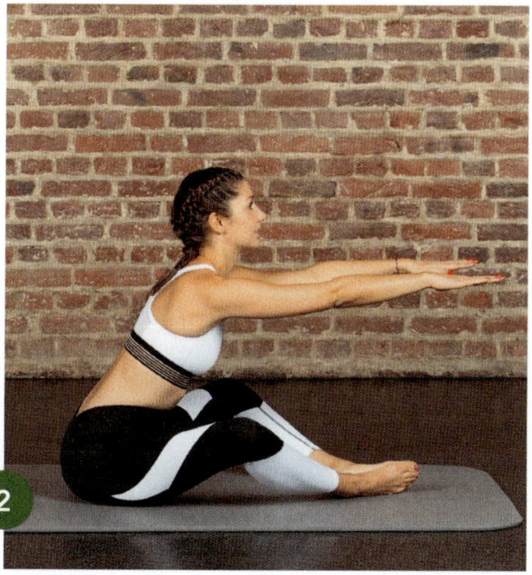
2

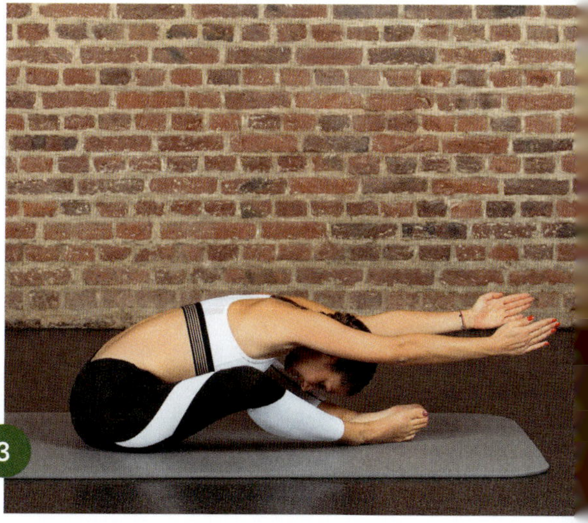
3

4. OBERSCHENKELDEHNUNG – KNIEBEUGE

Diese Übung beugt Knieschmerzen vor oder beseitigt diese oft, selbst wenn Arthrose, Meniskus- oder Bänderverletzungen vorliegen. Das Einnehmen der tiefen Kniewinkel kräftigt die gelenkschützenden Muskeln und Faszien.

OBERSCHENKELDEHNUNG

- In der Bauchlage die rechte Leiste fest gegen den Boden drücken. Mit rechts den Fußrücken sowie mit links den Vorfuß greifen und beide so weit wie möglich Richtung Gesäß ziehen (1) (Arme zu kurz, siehe Variante). Beim Gegenspannen die Leiste fester gegen den Boden ziehen und das Bein strecken wollen. Die Anspannung während des Doppelzählens halten, dann entspannen und den Fuß weiter Richtung Gesäß ziehen (»Eins-Eins« – »Weiter-Weiter«). Insgesamt 20-mal rechts. Dauer etwa eine ½ Minute.
- Dann das Gleiche mit dem linken Bein ebenfalls 20-mal wiederholen.

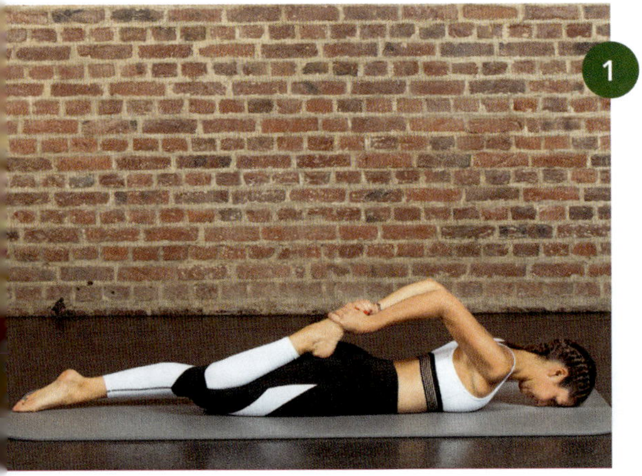

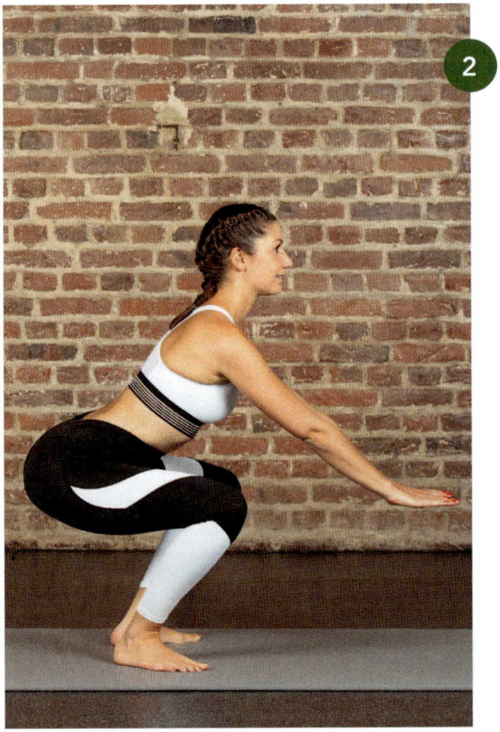

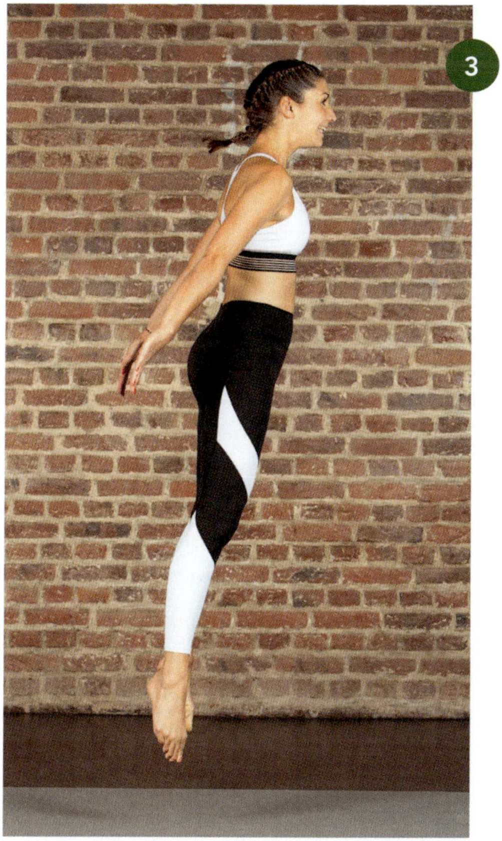

KNIEBEUGE

- Öffnen Sie im Stand die Beine etwa schulterbreit, die Füße sind leicht nach außen gerichtet. Bauen Sie eine Außenrotationsspannung im Unterschenkel auf. Nun das Becken absenken und so tief wie möglich in eine Kniebeuge gehen. Den Rumpf dabei so so gerade wie möglich halten indem Sie die Arme nach vorne ziehen. Die Fersen bleiben auf dem Boden. Dabei doppelzählen (»Eins-Eins«) (2).
- Wieder hochkommen und, wenn möglich, einen Sprung machen (3). Insgesamt 20-mal. Dauer etwa 1 Minute.

OBERSCHENKELDEHNUNG

- Wieder in die Bauchlage gehen und den ersten Durchgang mit dem rechten und dann mit dem linken Bein wiederholen. Dauer wieder jeweils eine ½ Minute.

VARIANTE

- Wenn Sie Ihren Fuß nicht leicht mit beiden Händen greifen können, ist es hilfreich, die Arme mit unserer Übungsschlaufe, einem Handtuch oder einem Gürtel zu »verlängern«. Das ist deshalb wichtig, weil bei der Übung die Leisten unbedingt zum Boden gedrückt werden müssen, BEVOR Sie Ihren Fuß zum Gesäß ziehen.

NUR GEDULD

Wenn Sie sich nicht vollständig hochziehen können und/oder auch die Wiederholungsanzahl in der angegebenen Zeit nicht schaffen, so machen Sie beides, so gut es Ihnen möglich ist, und steigern sich mit der Zeit.
Übrigens: Die Kraft soll ganz aus dem Bauch kommen, nicht aus dem Zug der Arme oder mit Schwung.

5. HINTERE BEINDEHNUNG – BEINHEBEN

Die Flexibilisierung des rückwärtigen Beins entlastet das Knie, befreit Sie von Knie- und Kniekehlenschmerzen, verhindert Kniearthrose sowie Meniskusschäden und senkt das Risiko für Herz-Kreislauf-Krankheiten.

HINTERE BEINDEHNUNG

- Strecken Sie, auf dem Boden sitzend, beide Beine parallel und lang nach vorn aus. Umfassen Sie beide Vorfüße mit Ihren Händen oder der Übungsschlaufe, einem Handtuch oder einem Gürtel (**siehe Info**). Lassen Sie Ihren Rücken dabei möglichst gerade, also im Hohlkreuz. Gehen Sie so weit in die Dehnung, bis Sie ein Ziehen in den Kniekehlen spüren. Beim Gegenspannen mit den Füßen nach vorne drücken und mit dem Rumpf nach hinten ziehen und doppelzählen. Entspannen und weiter in die Dehnung ziehen (»Eins-Eins« – »Weiter-Weiter«) (1). Wiederholen Sie dies 40-mal. Dauer etwa 1 Minute.

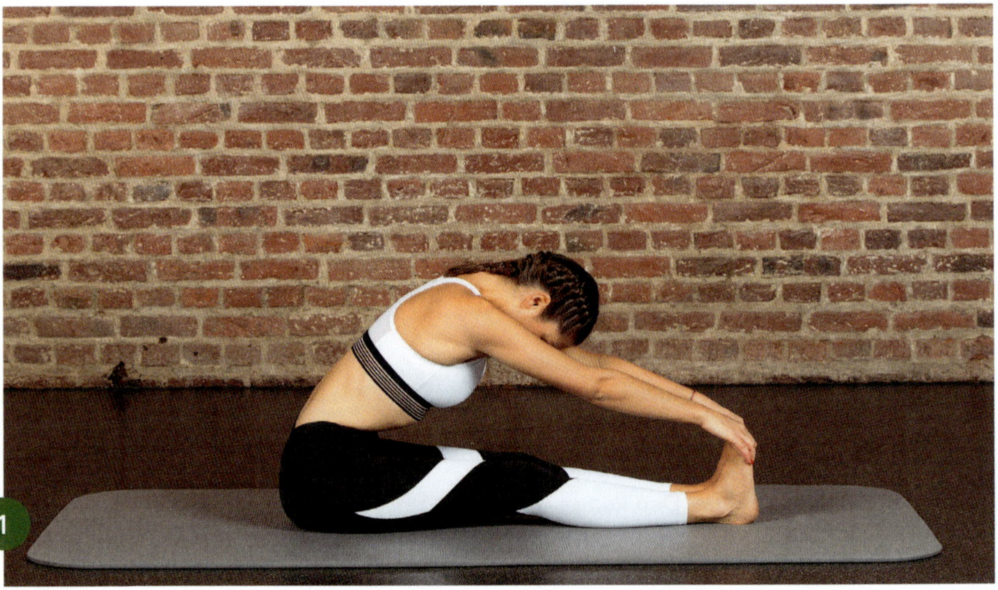

1

BEINHEBEN

- In Rückenlage mit lang ausgestreckten Beinen, beide Fußspitzen zu den Knien gezogen, sind die Hände hinten am Nacken. Ziehen Sie das gestreckte rechte Bein so weit wie möglich hoch und führen Sie den linken Ellenbogen zum rechten Knie, dabei doppelzählen, dann rechtes Bein ablegen (»Eins-Eins« – »Runter-Runter«) (2). Führen Sie diesen Bewegungsablauf nun mit dem linken Bein durch. Insgesamt 20 Wiederholungen. Dauer etwa 1 Minute.

HINTERE BEINDEHNUNG

- Wieder aufsetzen und den ersten Durchgang wiederholen. Dauer etwa 1 Minute.

HILFESTELLUNGEN

Verwenden Sie gerne die Übungsschlaufe (siehe Bild auf Seite 98) oder ein Handtuch oder einen Gürtel, damit Sie bei vollkommen gestreckten Knien und geradem Rücken Ihre Füße erreichen können. Die Übungsschlaufe »verlängert« Ihre Arme und ermöglicht ein integriertes Krafttraining.
Sollte die Ferse des am Boden liegenden Beins etwas Abstand vom Boden haben, wenn Sie Ihre Knie durchstrecken, dann legen Sie einfach ein ausreichend dickes Buch unter diese.

2

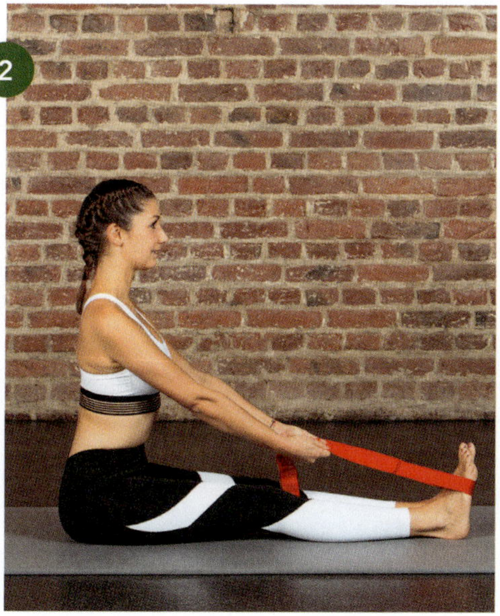

3

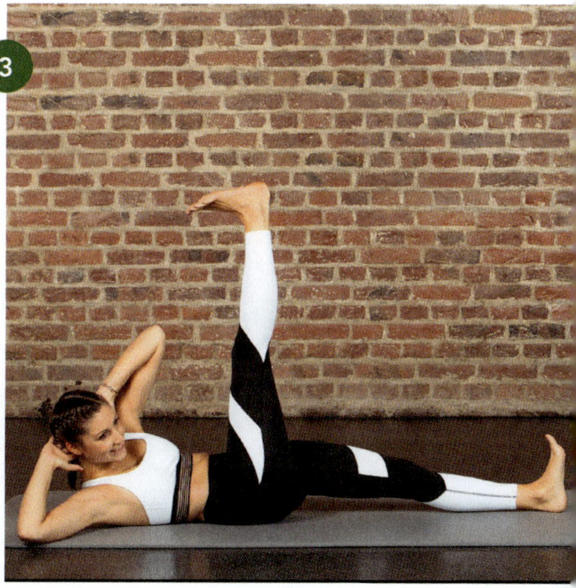

6. BRUSTDEHNUNG – FALLSCHIRMSPRINGER

Diese Übung befreit Sie von Schulterschmerzen, hilft Impingement oder Frozen Shoulder zu beseitigen, verhindert Schulterarthrose. Die Rotation mindert Wirbelsäulenspannungen. Das Hochziehen kräftigt die rückwärtigen Muskeln.

BRUSTDEHNUNG

- In Bauchlage den rechten Arm 45 Grad über Schulterhöhe lang ausstrecken. Durch Druck mit dem linken Arm und die Körperdrehung Dehnung in der rechten Schulter, die den Boden berührt, aufbauen. Beim Gegenspannen den rechten Arm so fest wie möglich gegen den Boden drücken und dabei doppelzählen (1). Entspannen und weiter in die Dehnung gehen (»Eins-Eins« – »Weiter-Weiter«). Insgesamt 20-mal. Dauer etwa eine ½ Minute.
  Mit dem linken Arm 20-mal wiederholen. Dauer ebenfalls eine ½ Minute.

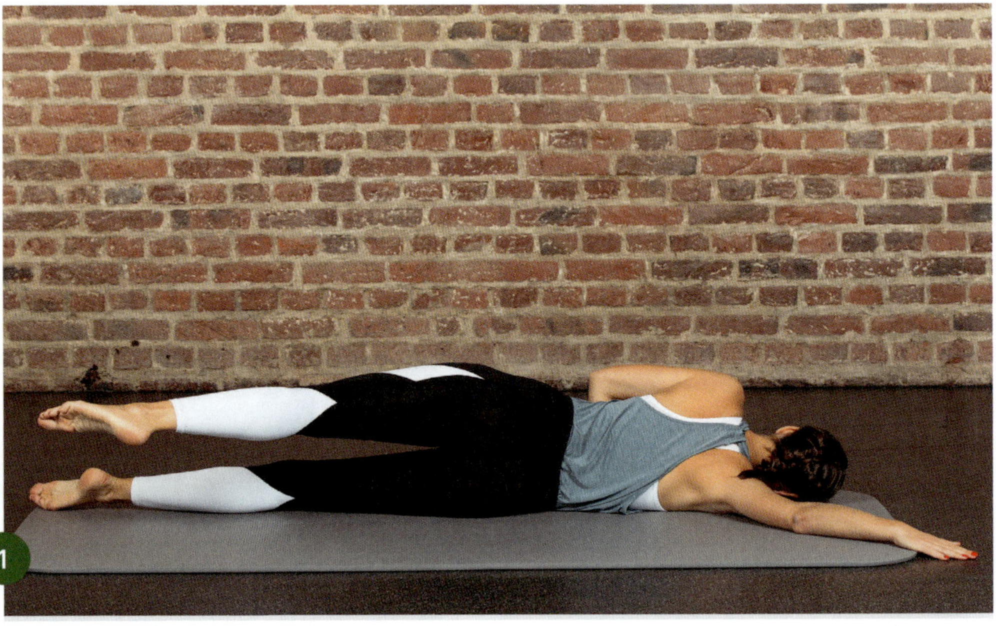

1

FALLSCHIRMSPRINGER

- In Bauchlage Arme und Beine 30-mal hochziehen mit Doppelzählen (»Eins-Eins«) und nicht ganz runterlassen (»Runter-Runter«) (2). Dauer etwa 1 Minute.

BRUSTDEHNUNG

- Im letzten Durchgang wiederholen Sie die Brustdehnung jeweils für eine ½ Minute pro Seite.

VARIANTE

- Wenn Sie im 45-Grad-Winkel mit der Schulter nicht auf den Boden kommen sollten, können Sie den Winkel zunächst reduzieren, also kleiner ausführen. Mit zunehmender Dehnung immer mehr die 45 Grad anstreben, die Schulter aber am Boden lassen.

KRAFT AUFBAUEN

Wenn es Ihnen zunächst schwerfallen sollte, Arme und Beine gleichzeitig hochzuziehen, beginnen Sie zunächst nur mit den Armen. Dann nehmen Sie, je kräftiger Sie werden, die Beine peu à peu hinzu.

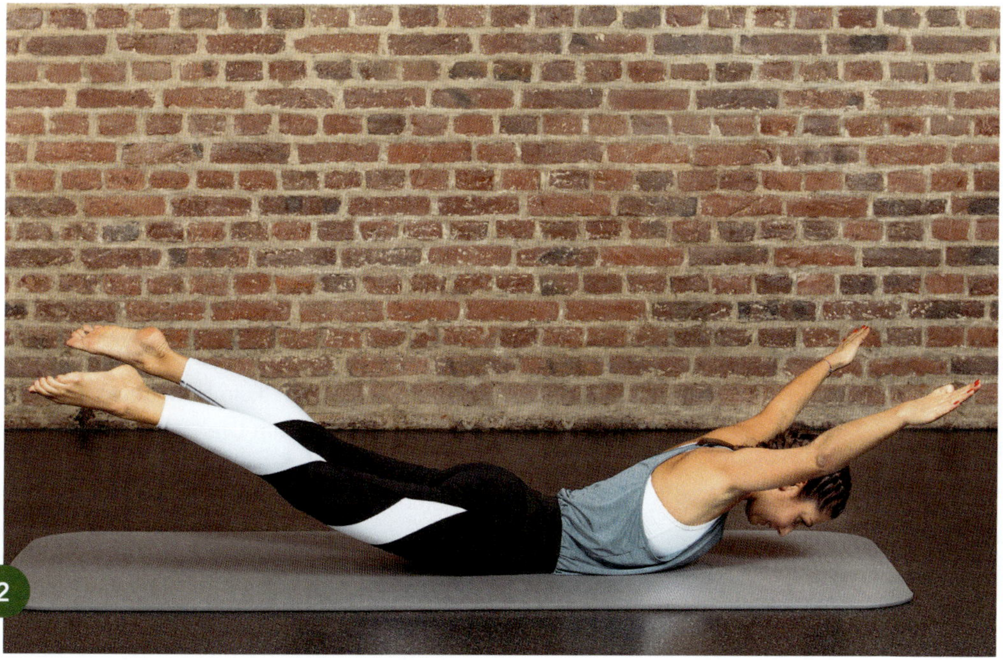

2

7. WADENDEHNUNG – AUSFALLSCHRITT

Diese Übung befreit das Knie von gelenkzerstörenden rückwärtigen zu hohen Spannungen, verhindert oder repariert Bakerzysten und beseitigt Knieschmerzen. Das Tiefgehen trainiert Kniestrecker und Gesäß und flexibilisiert die Hüfte.

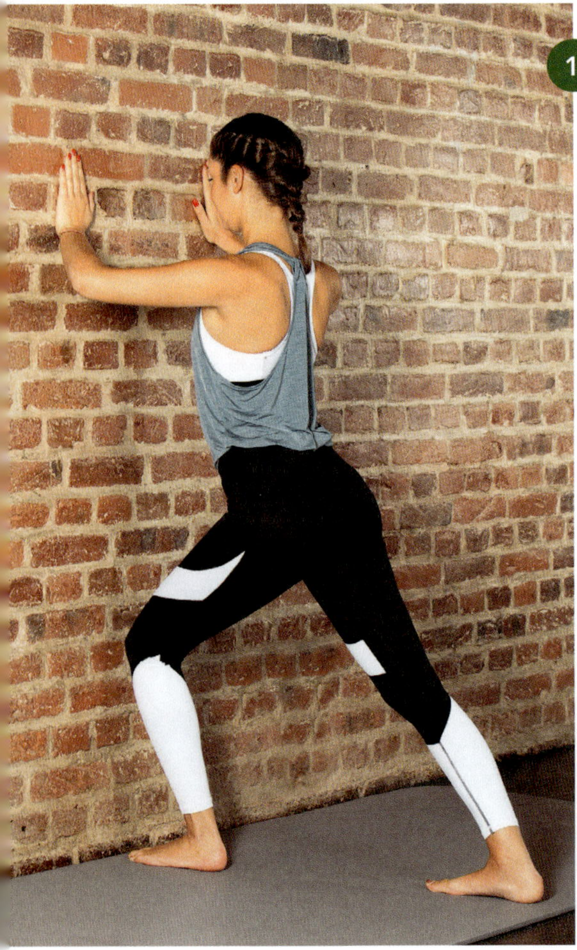

WADENDEHNUNG

- Stellen Sie sich vor eine Wand und stützen Sie sich mit beiden Händen von ihr ab. Setzen Sie dabei den rechten Fuß ungefähr 1 ½ Schritte nach hinten. Beide Fußspitzen zeigen in Richtung Wand und beide Fersen berühren den Boden (1). Beugen Sie Ihr linkes Knie nun so weit, bis Sie bei vollständig gestrecktem Knie eine Dehnung in der oberen rechten Wade spüren können.
- Beim Gegenspannen drücken Sie mit dem rechten Vorderfuß gegen den Boden, so, als ob Sie sich auf die Zehenspitzen stellen wollten. Nach dem Gegenspannen gehen Sie weiter in die Dehnung (»Eins-Eins« – »Weiter-Weiter«). Pro Bein 20-mal. Dauer insgesamt etwa 1 Minute.
- FÜR FORTGESCHRITTENE: Wenn Sie Ihren geraden Rumpf (kein Hohlkreuz) zunehmend langsam im Drehpunkt Hüftgelenke nach hinten kippen, spüren Sie zusätzlich einen starken Zug in der rechten Leiste. So dehnen Sie gleichzeitig Ihren rechten Hüftstrecker. Sie beseitigen damit die beiden Hauptverkürzungen an denen in unserer Sitzgesellschaft fast alle leiden.

AUSFALLSCHRITT

- Führen Sie zunächst mit dem rechten Bein einen großen Ausfallschritt nach vorne aus und senken Sie Ihr linkes Knie mit dem Doppelzählen zum Boden ab (»Eins-Eins«) (2).
- Strecken Sie dann Ihr rechtes Bein, bis die linke Wade horizontal ist (»Hoch- Hoch«) und lassen sich wieder herunter (»Zwei-Zwei«). Wenn das zu anstrengend ist, dann strecken Sie das rechte Bein etwas mehr oder ganz. Machen Sie das pro Seite 10-mal. Dauer insgesamt etwa 1 Minute (3).
- So wie Ihre Beine immer stärker werden, strecken Sie das vordere Bein immer weniger, so dass es permanent im tiefen Winkel in Belastung ist.

2

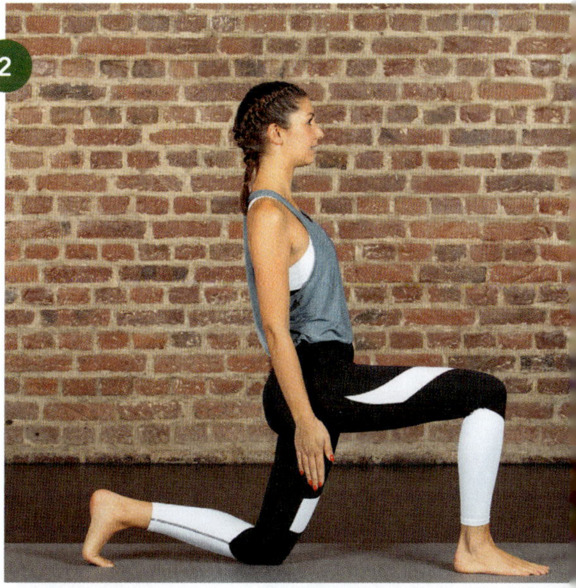

WADENDEHNUNG

- Im letzten Durchgang wiederholen Sie die Wadendehnung jeweils für eine halbe Minute pro Seite.

3

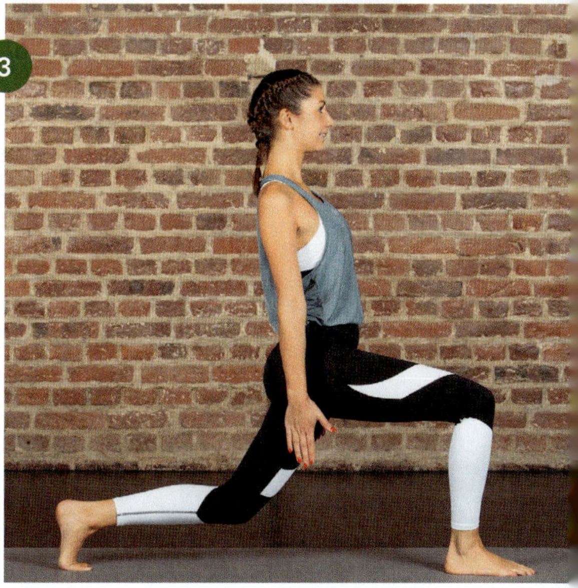

FÜR KÖNNER UND ANFÄNGER

Wenn Sie nichts zum Gegenlehnen haben, können Sie die Übung auch freistehend machen.
Wenn Sie für die Ausfallschritte noch nicht genug Kraft haben, dann gehen Sie nicht ganz bis zum Boden hinunter. Versuchen Sie aber, mit der Zeit immer tiefer zu kommen.

8. TRIZEPSÜBUNG – VIERFÜSSLERSTÜTZ

Die ideale Übung bei Schmerzen in der Schulter, hilft auch bei Kalkschulter, Frozen Shoulder und Impingement und verhindert Schultergelenksarthrose. Sie kräftigt und stabilisiert den gesamten Schulterbereich.

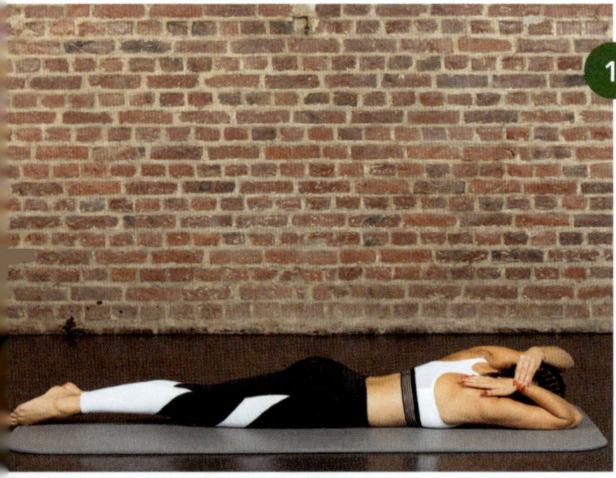

1

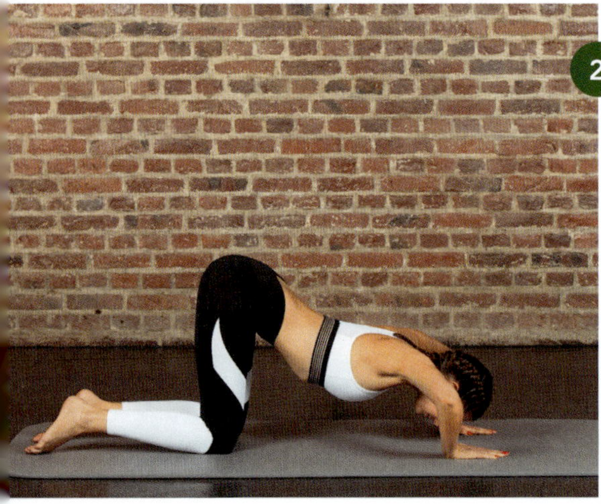

2

TRIZEPSÜBUNG

- Legen Sie in Bauchlage den rechten Arm in Verlängerung des Körpers nach vorne. Beugen Sie den Ellenbogen, sodass Sie die rechte Hand auf die rechte Schulter legen und mit den Fingerspitzen der linken Hand das rechte Handgelenk fixieren können. Beim Gegenspannen die rechte Achselhöhle und den rechten Ellenbogen zum Boden drücken und mit der rechten Hand nach oben gegen die haltende linke Hand drücken (»Eins-Eins«) (1).
- Nach dem Gegenspannen jedes Mal weiter in die Dehnung gehen (»Weiter-Weiter«). Insgesamt 20-mal wiederholen. Dauer etwa eine halbe Minute.
- Wiederholen Sie das Ganze 20-mal mit der linken Seite in etwa einer halben Minute.

VIERFÜSSLERSTÜTZ

- Auf allen vieren die Arme beugen und mit der Nase bis zum Boden in den Liegestütz gehen. Beim Runtergehen doppelzählen, wieder hochdrücken, bis die Arme gestreckt sind (»Eins-Eins« – »Hoch-Hoch«)

(2). Insgesamt 30-mal wiederholen. Dauer etwa 1 ½ Minuten.

- Je nach Kraft beim ersten Mal so weit wie möglich mit den Händen nach vorne laufen – maximal, bis die Arme senkrecht stehen und die Knie voll gestreckt sind, sodass Sie auf den Fußspitzen stehen.

TRIZEPSÜBUNG

- Kehren Sie in die Bauchlage zurück und wiederholen Sie die Trizepsübung.

VARIANTE

- So schaffen Sie den Liegestütz, auch wenn Sie nahezu untrainiert sind: Dazu beginnen Sie im Vierfüßlerstand und gehen dann mit den Händen so weit nach vorne, bis Sie merken, dass die Belastung der Arme durch das zunehmende Gewicht nur so groß wird, dass Sie die 30 Liegestütze ausführen können (3). Das Gute ist, dass Sie sogar während der Übung jederzeit nachkorrigieren können. Weiter nach vorne vergrößert die Belastung, weiter nach hinten verringert sie.

ALTERNATIVEN

Falls Ihnen die Bauchlage unangenehm sein sollte, können Sie die Trizepsübung im Stehen an einer Wand machen.
Wenn Ihre Knie bei den Liegestützen unangenehm schmerzen, können Sie einfach eine gefaltete Decke oder ein Handtuch unterlegen.

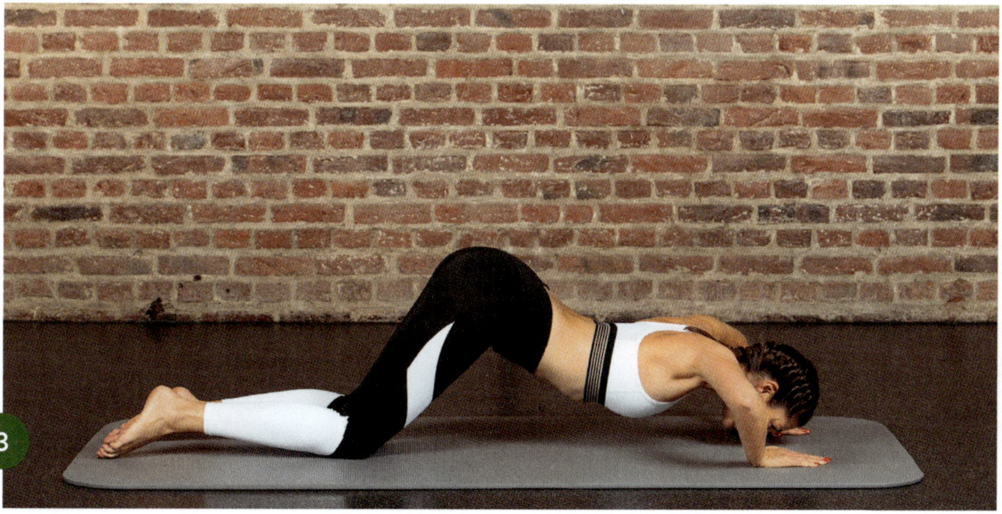

3

9. NACKENDEHNUNG – RÜCKWÄRTSSTÜTZ

Befreit die Halswirbelsäule von der Überspannung, die für das Überstrecken verantwortlich ist, beseitigt Kopf- und Nackenschmerzen und verhindert Bandscheibenschäden. Der Stütz öffnet die Schultern und kräftigt Rücken und Po.

NACKENDEHNUNG

- Setzen Sie sich in einem bequemen Sitz Ihrer Wahl hin, gerne auch auf einen Stuhl. Lenden- und Brustwirbelsäule bleiben gerade, indem Sie das Brustbein anheben. Nun drehen Sie den Kopf um 45 Grad nach rechts. Beugen Sie Ihren rechten Ellenbogen ein und ziehen Sie Ihre rechte Schulter maximal nach unten (1).
- Anschließend greifen Sie mit der linken Hand hinten über Ihren Kopf und ziehen ihn behutsam nach vorne und links unten.

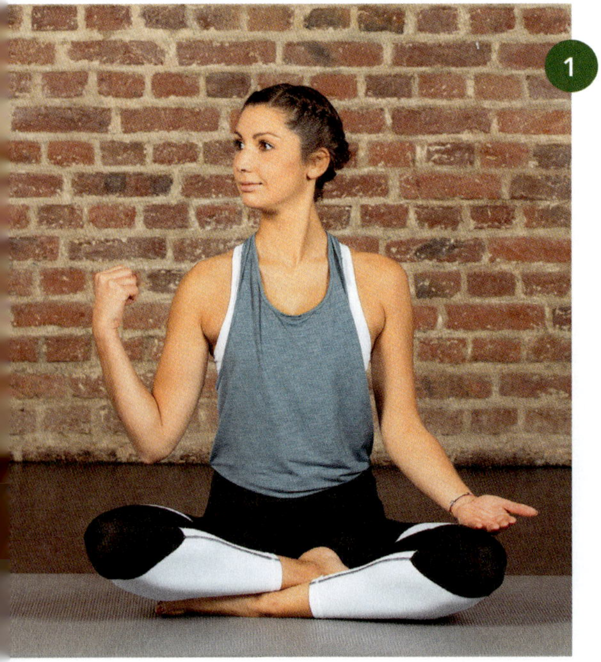

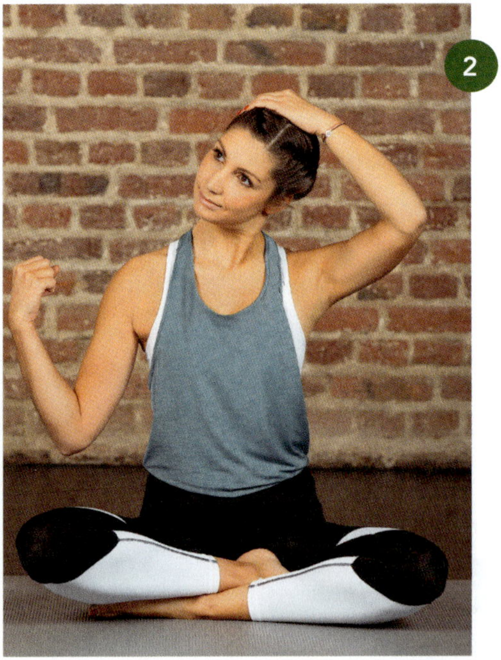

Zum Gegenspannen drücken Sie ihn gegen die haltende Hand in die Gegenrichtung »Eins-Eins« (2).

- Gehen Sie nach dem Gegenspannen jedes Mal weiter in die Dehnung: »Weiter-Weiter«. 20-mal wiederholen. Dauer etwa eine halbe Minute.
- Daraufhin die linke Nackenseite dehnen. Insgesamt 40-mal in etwa 1 Minute.

RÜCKWÄRTSSTÜTZ

- Setzen Sie sich mit gestreckten Beinen auf den Boden und stützen Sie sich mit den Händen neben dem Gesäß ab (3).
- Heben Sie nun das Becken nach vorne und oben. Dabei doppelzählen und den Kopf nach hinten ziehen. Die Halswirbelsäule bleibt durchgehend gerade (4). Insgesamt 20-mal, Dauer etwa 1 Minute.

NACKENDEHNUNG

- Im letzten Durchgang wiederholen Sie die Nackendehnung jeweils für etwa eine halbe Minute pro Seite.

KRAFT AUFBAUEN

Beim Hochziehen des Beckens kann es sein, dass die erreichbare Position durch eine eingeschränkte Schulterbeweglichkeit oder fehlende Kraft beschränkt wird. Führen Sie dann die Übung so weit aus wie möglich und versuchen Sie mit zunehmendem Training, immer ein bisschen höher zu kommen. Die Mühe lohnt sich, denn diese Übung eignet sich auch hervorragend dazu, einen zu runden Rücken zu korrigieren. Sie kräftigt und dehnt die Muskeln, die die Haltung verbessern.

3

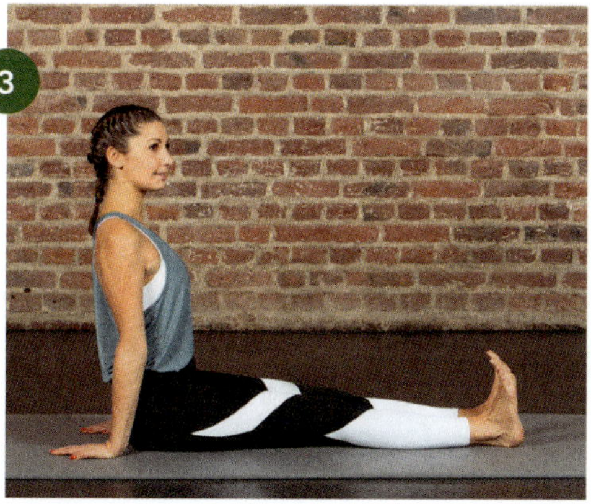

4

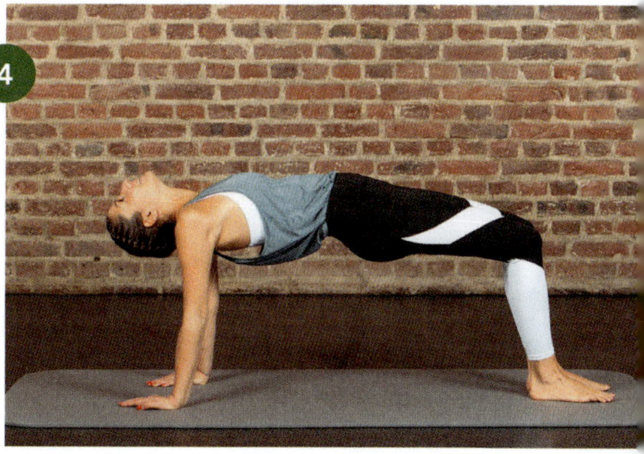

10. GANZKÖRPERDEHNUNG – SEITLICHER UNTERARMSTÜTZ

Diese Übung dehnt den Körper an den Außenseiten. Damit befreit sie von Lenden- und Hüftschmerzen sowie Schmerzen an der Außenseite der Beine und der Knie. Der Stütz kräftigt die Außenseiten und dehnt sie dynamisch.

GANZKÖRPERDEHNUNG

- Halten Sie mit rechts die Schlaufe. Legen Sie im Stand den rechten Fuß hinein. Ergreifen Sie mit der linken Hand von hinten die Schlaufe durch die Beine. Führen Sie den rechten Fuß hinter dem linken Bein so weit wie möglich nach links (1).

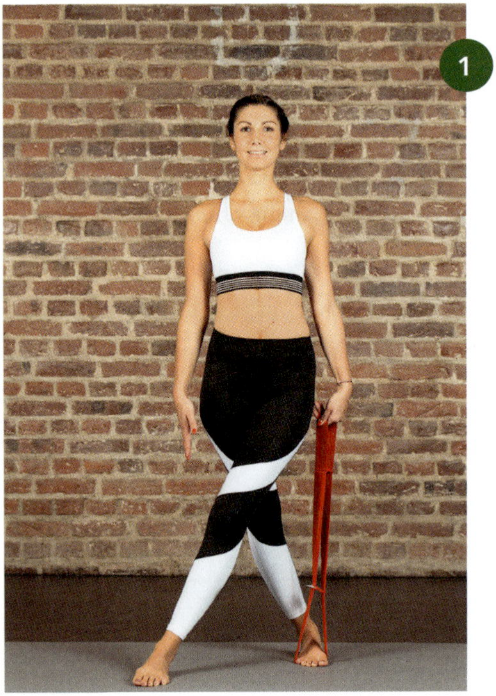

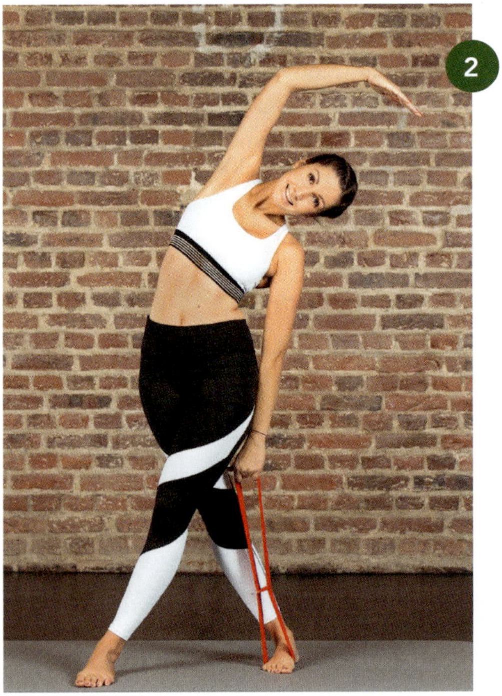

- Verstärken Sie die Dehnung, indem Sie an der Schlaufe weiter nach links in die seitliche Dehnung ziehen und auch den rechten Unterarm über den Kopf ziehen (2).
- Nun 20-mal, mit dem Rumpf gegen die Schlaufe ziehend, Widerstand aufbauen. Nach dem Gegenspannen jedes Mal weiter in die Dehnung gehen (»Eins-Eins« – »Weiter-Weiter«). Dauer etwa ½ Minute.
- Auf der linken Seite wiederholen.

SEITLICHER UNTERARMSTÜTZ

- Begeben Sie sich in den seitlichen Unterarmstütz. Legen Sie Ihren linken Fuß auf das rechte Fußgelenk und heben Sie Ihr Becken so weit wie möglich an. Zählen Sie »Eins-Eins« und senken Sie sich dann in die Schwebehaltung ab (3). Insgesamt 20 Wiederholungen in einer ½ Minute.
- Mit der linken Seite wiederholen.

GANZKÖRPERDEHNUNG

- Wiederholen Sie die Ganzkörperdehnung auf beiden Seiten.

KRAFT UND BALANCE

Wenn es Ihnen anfangs noch schwerfallen sollte, im Stand die Balance zu halten, so stützen Sie sich einfach mit einer Hand an einem Geländer, einem Tisch oder einer Stuhllehne ab.Falls Sie sich im Seitstütz nicht sicher halten können, so stützen Sie sich so lange mit einer Hand oder dem oberen Bein am Fußboden ab, bis Sie ausreichend Kraft aufgebaut haben. Mit der Kraft kommt die Sicherheit, und dann klappt die Übung.

3

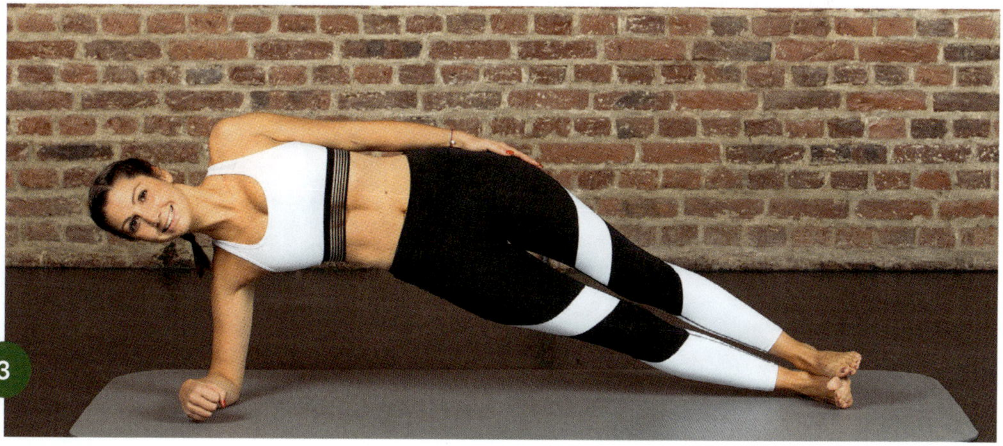

11. SCHULTER-BRUST-DEHNUNG – UNTERARMSTÜTZDREHUNG

Befreit Ihre Schulter und den seitlichen Rücken von überhöhten Spannungen, beseitigt Schulterschmerzen und erhöht die Schulterbeweglichkeit. Der Stütz stabilisiert Ihre Schulterpartie und kräftigt sämtliche Bauchmuskeln.

SCHULTER-BRUST-DEHNUNG

- Laufen Sie im Vierfüßlerstand mit beiden Händen so weit nach vorne, dass Sie bei gestreckten Ellenbogen und senkrechten Oberschenkeln Ihr Brustbein zum Boden senken können. Ihre abgespreizten Daumen berühren sich. Mit vollständig geraden Ellenbogen ziehen Sie das Brustbein nun Richtung Knie, bis Sie die Dehnung in der Schulter spüren (1).
- Beim Gegenspannen drücken Sie mit den Händen so fest wie möglich gegen den

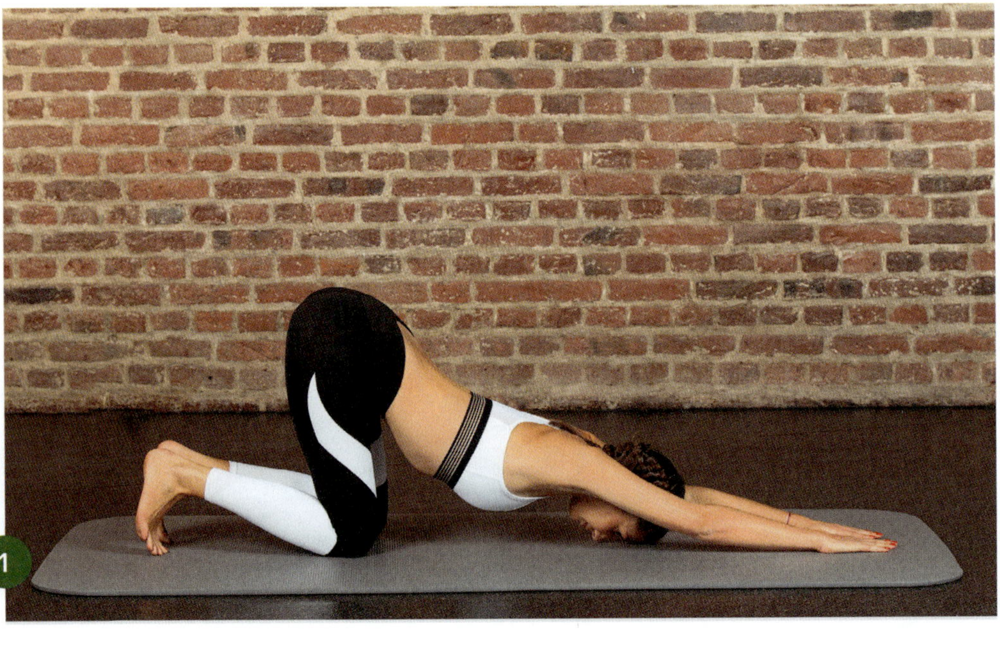

1

Boden – dabei doppelzählen (»Eins-Eins«). Beim Entspannen gehen Sie weiter in die Dehnung (»Weiter-Weiter«).
- Insgesamt 40 Wiederholungen. Dauer etwa 1 Minute.

UNTERARMSTÜTZDREHUNG

- Begeben Sie sich in den Unterarmstütz. Nun drehen Sie das Becken zunächst nach rechts und senken es bis zum Boden ab, heben es wieder an, um es dann nach links zu drehen und abzusenken (2), (3). Nach rechts erfolgt das erste Doppelzählen, nach links das zweite (»Eins-Eins« – »Hoch-Hoch«). Insgesamt 40 Wiederholungen. Dauer etwa 1 Minute.

SCHULTER-BRUST-DEHNUNG

- Begeben Sie sich wieder in den Vierfüßlerstand und wiederholen Sie die Schulter-Brust-Dehnung. Machen Sie 40 Wiederholungen in etwa 1 Minute.

VARIANTE

- Wenn Ihre Kraft noch nicht ausreichen sollte, um eine »Brücke« zwischen den Fußspitzen und den Ellenbogen zu halten, dann können Sie sich auf Ihren Knien aufstützen, bis genug Kraft aufgebaut ist. Falls Sie auf den Fußspitzen beginnen und abbrechen müssen, weil Sie den Körper nicht stabil halten können, setzen Sie einfach auf den Knien auf und machen weiter (4).

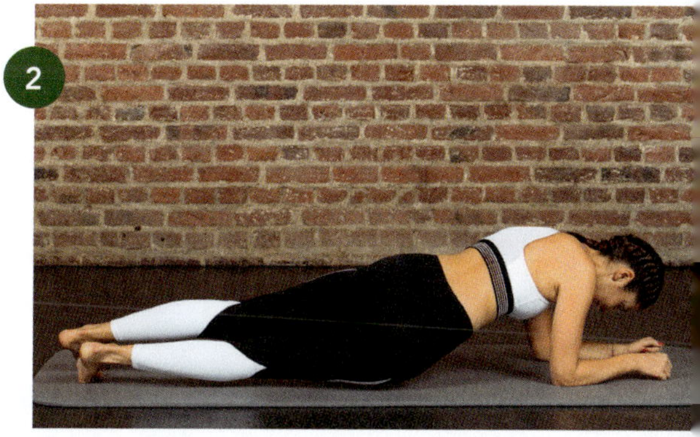

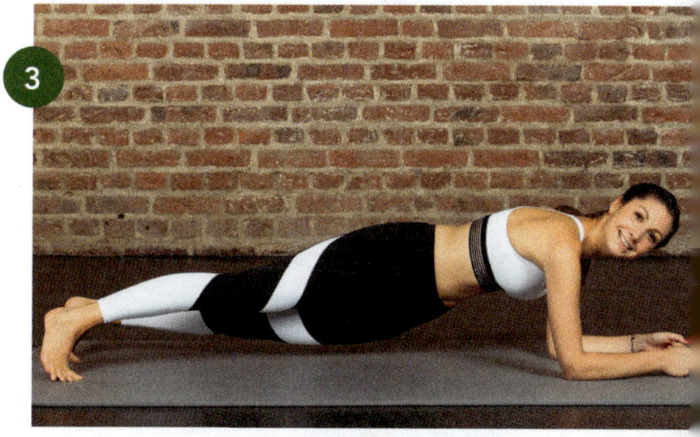

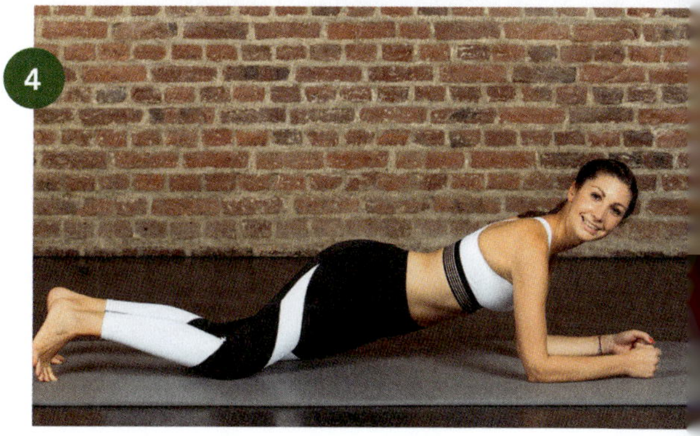

12. ROTATIONSDEHNUNGEN

Diese Übung wirkt schmerzbefreiend für die Fuß-, Knie- und Hüftgelenke, die gesamte Wirbelsäule, den Nacken und den Kopf. Die Rotationsbewegungen, die im Alltag so gut wie nicht vorkommen, wirken insgesamt sehr befreiend.

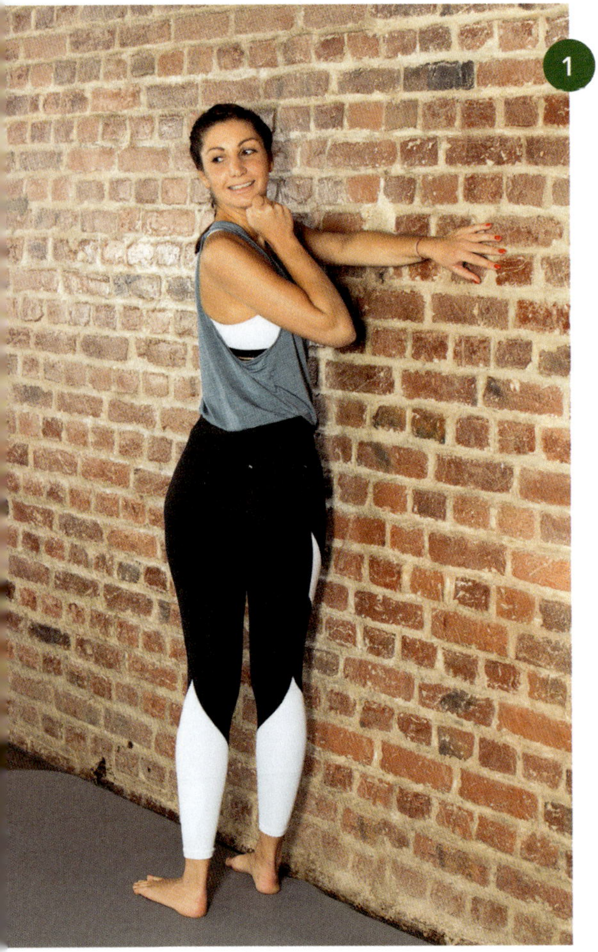

ROTATION I

- Stellen Sie sich seitlich mit der rechten Schulter an eine Wand, das Gewicht gleichmäßig auf beide Füße verteilt. Greifen Sie mit der linken Handfläche an die Wand und mit dem rechten Zeigefinger an die linke Seite des Unterkiefers (1).
- Ziehen Sie sich mit beiden Händen in die Rechtsrotation des Rumpfs und des Kopfs, soweit die Dehnung es zulässt. Versuchen Sie beim Gegenspannen, den Rumpf und den Kopf weiter nach links zu drehen. Dabei doppelzählen. Gehen Sie beim Entspannen weiter in die Dehnung (»Eins-Eins« – »Weiter-Weiter«). Wiederholen Sie diesen Bewegungsablauf insgesamt 20-mal. Dauer etwa eine halbe Minute.
- Wiederholen Sie diesen Bewegungsablauf auch zur linken Körperseite.

ROTATION II

- Stellen Sie sich mit schulterbreit geöffneten Beinen frei in den Raum. Strecken Sie Ihren rechten Arm horizontal zur Seite und legen Sie die linke Hand auf die rechte Brust (2). Drehen Sie Ihren Oberkörper so weit wie möglich nach rechts – der Kopf geht mit. Während der Rotation doppelzählen.

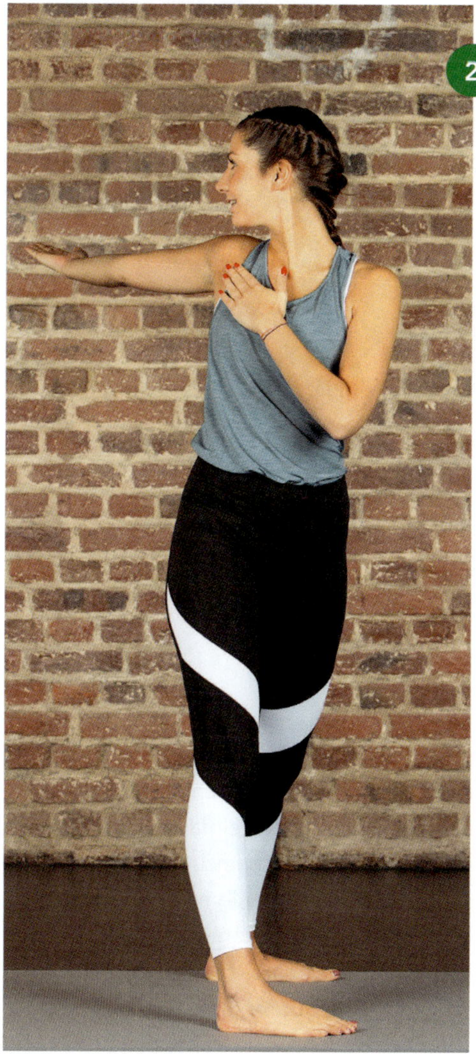

- Wechseln Sie nun die Richtung und drehen Sie nach links. Insgesamt 40 Wiederholungen, abwechselnd nach rechts und nach links (»Eins-Eins« – »Zurück-Zurück«). Dauer etwa 1 Minute.

2

ROTATION I

- Stellen Sie sich nun wieder an eine Wand und wiederholen Sie die Rotation I. Machen Sie insgesamt 40 Wiederholungen in ungefähr 1 Minute.

DER GANZE KÖRPER DREHT

Die Hüfte dreht sich vollständig mit – so weit, wie es die Fußgelenke und die Knie zulassen. Dadurch können Sie die wertvollen Rotationsreize von den Füßen bis zum Kopf setzen. Unterstützend dabei folgt der Blick den Armen. Achten Sie auf Ihre Atmung. Ein- und Ausatmen sollte parallel zu den Rotationsbewegungen erfolgen, nicht gegenläufig oder unrhythmisch.Nicht vergessen: Dehnen Sie nur so weit, bis Sie einen Dehnschmerz spüren, der aber nur so intensiv sein darf, dass Sie ruhig weiteratmen können. Das Dehnungsgefühl sollte auf einer Skala bis zehn größer als acht und kleiner als zehn sein.

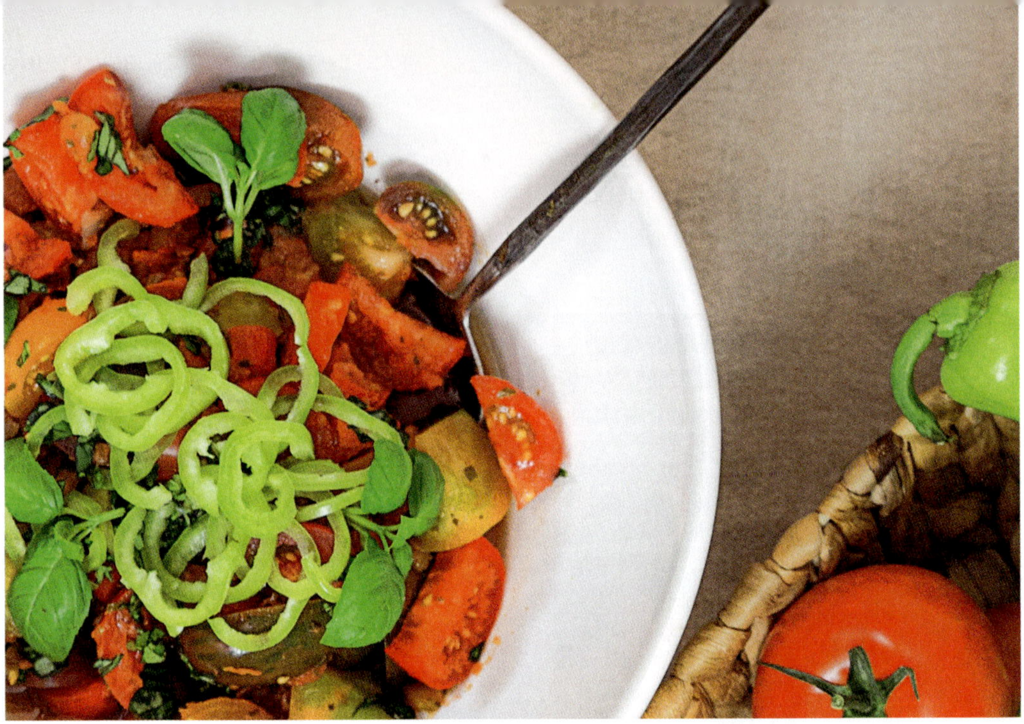

DAS 14-TAGE-PROGRAMM

Wunderbar, dass Sie sich dazu entschlossen haben, mein Ernährungskonzept auszuprobieren. Sie werden es nicht bereuen! Vielleicht gehören Sie schon bald zu denjenigen Menschen, die ihre Ernährung gänzlich umstellen und das Intervallfasten in ihr Leben integrieren. Ihr Körper und Ihre Gesundheit werden es Ihnen danken. Wenn Sie mit diesem Programm ins Intervallfasten einsteigen, empfehle ich Ihnen, dass Sie sich gerade in diesen ersten 14 Tagen recht genau an die Vorgaben halten. Ganz einfach, um in dieses neue Lebensgefühl hineinzuwachsen. Anschließend darf ein wenig mehr Wechsel in die täglichen Abläufe kommen. Sie werden mit der Zeit ein verlässliches Gespür dafür entwickeln, was gut für Sie ist und was nicht. Unsere Vorfahren haben sich sicher keine Uhr gestellt, um sich Punkt zwölf Uhr das erste Mal am Tag den Bauch zu füllen. Sie haben gegessen, wenn sie Nahrung gefunden hatten. Sicherlich aber nie bei Dunkelheit, denn das war viel zu unbequem und zu gefährlich. Und das ist es heute immer noch! Je später Sie essen, desto nachteiliger ist das Essen für Ihre Gesundheit. Die Gründe damals und heute sind zwar nicht ganz die gleichen, aber es läuft auf das Gleiche hinaus. Deshalb: Wenn es Ihnen irgendwie möglich ist, sollten Sie nach 20 Uhr nicht mehr essen. Aber auch hier bestätigen natürlich die Ausnahmen die Regel. Wechseln Sie die Phasen der Essenszeiten nach Bedarf, aber seien Sie bemüht, mindestens eine Essenspause von 16 Stunden einzuhalten. Gerne können es mehr als 16 Stunden sein. Auch Tage, an denen Sie sich nur einmal ordentlich satt essen, sind perfekt und Sie können immer mal wieder bis zu 22 Stunden fasten. Vergessen Sie aber bitte vor allem an solchen Tagen nicht, ausreichend zu trinken (**siehe Seite 70–71**).

14 TAGE KEIN FLEISCH?

Geben Sie sich und Ihrer Gesundheit eine Chance und versuchen Sie einfach mal, für zwei Wochen völlig ohne Fleisch auszukommen. Ich verspreche Ihnen, dass Sie sich nicht schlecht fühlen werden – ganz im Gegenteil. Beobachten Sie sich, fühlen Sie in sich hinein. Es könnte sein, dass Sie sich, sobald Ihr Körper sich von den gröbsten Schlacken gereinigt hat, immer leichter fühlen und dieses gute Gefühl gar nicht mehr missen möchten. Lesen Sie zu diesem Thema gerne auch noch mal die **Seiten 53 bis 55**. Der Text wird Sie zusätzlich motivieren.
Probieren Sie das Intervallfasten einfach aus. Dieses 14-tägige Einsteigerprogramm lässt Sie spüren, wie dankbar Ihr »innerer Arzt« für diese Veränderungen ist. Sie können einfach nichts verkehrt machen, wenn Sie das Programm umsetzen.

BEVOR SIE BEGINNEN

Es kommt ganz auf Ihren Lebensstil an, wie schnell oder auch langsam sich Ihr Körper an einen neuen Essensrhythmus gewöhnt. Es gibt also keine allgemeingültige Regel, die besagt, wie schnell man Hunger bekommt. Dabei spielen viele Faktoren eine Rolle, wie beispielsweise, wie viel Sport Sie treiben, wie Sie sich generell bis jetzt ernährt haben und wie Ihre psychische Verfassung ist. Auch die Jahreszeit kann einen Einstieg in das Intervallfasten vereinfachen oder ihn etwas schwieriger machen.
Das Schöne ist: Sie können es einfach ausprobieren und müssen keine Angst haben. Mit ein paar kleinen Tipps und Tricks für den erfolgreichen Einstieg (**siehe Seite 106–107**) kann es jedem Menschen gelingen, einen Zugang zum Intervallfasten zu finden. Es bedarf auch keiner aufwendigen Vorbereitung. Am besten Sie starten gleich heute.

TIPPS FÜR EINEN ERFOLGREICHEN EINSTIEG INS PROGRAMM

Hier finden Sie Antworten auf die häufigsten Fragen, die mir meine Patienten stellen, wenn sie das Intervallfasten ausprobieren wollen. Alles in allem nur Kleinigkeiten, die aber entscheidend sein können für eine positive Fastenerfahrung.

Dem Hunger entkommen

Essen Sie abends früh und gehen Sie früh schlafen! Das macht den Einstieg besonders einfach, spätestens nach dem dritten Tag werden Sie morgens keinen Hunger mehr haben. Versprochen!
Nach den ersten fünf Tagen ist Ihr Bauch flacher, Sie fühlen sich wach und fit und Ihre Haut und Augen strahlen deutlich. Das Hungergefühl verschwindet von Tag zu Tag mehr und Sie werden erleben, wie einfach es Ihnen fallen wird, die Essenspausen immer weiter zu verlängern.

Essenspausen

Fangen Sie mit den Essenspausen langsam an und fühlen Sie in Ihren Körper hinein. Beginnen Sie nicht gleich mit einer Fastenphase von 20 Stunden, sondern tasten Sie sich allmählich heran. Eine zwölfstündige Essenspause etwa schafft jeder Mensch. Steigern Sie sich täglich um eine Stunde.
Je länger Sie die Fastenzeit ausdehnen können, desto besser!

Richtig trinken

Trinken Sie viel und regelmäßig, besonders während der Essenspausen. Ein warmer Tee oder eine Gemüsebrühe verschaffen sofort Hilfe, wenn der kleine Hunger kommt (**siehe Seite 70–71**).
Kaffee und Alkohol sollten Sie bitte während der kommenden 14 Tage gänzlich meiden. Sollten Sie bisher regelmäßig täglich Kaffee getrunken haben, könnte es passieren, dass Sie zu Beginn des Fastens für einige Tage unter Koffeinentzug leiden. Dieser kann sich durch heftige Kopfschmerzen, Übelkeit bis hin zu Erbrechen äußern und heftigstes Unwohlsein hervorrufen. Setzen Sie deshalb Kaffee bereits zehn Tage, bevor Sie mit dem Intervallfasten beginnen, schrittweise und langsam ab.

Essen nach Lust und Laune

Sie können die Rezepte (**siehe Seite 108–135**) gerne untereinander tauschen, wie es Ihnen beliebt. Wenn Sie also am siebten Tag wieder Lust auf die Basic-Buddha-Bowl (**siehe Seite 108–109**) haben, dann bereiten Sie diese zum Beispiel statt des Gurken-Radieschen-Salats zu (**siehe Seite 121**).

Kein Kalorienzählen mehr

Auch das Zählen der Kalorien können Sie sich sparen. Von den Gemüsegerichten dürfen Sie sowieso so viel essen, wie Sie mögen. Wir haben die Rezepte generell für zwei Portionen berechnet. Falls Sie sportlich sehr aktiv sind, kann es durchaus sein, dass Sie diese »zwei Portionen« als eine durchgehen lassen. Wie Sie sehen: Sie müssen beim Intervallfasten nicht hungern, sondern können sich so richtig satt essen!

Planen Sie Ihre Einkäufe

In der rückwärtigen rechten Klappe dieses Buchs befinden Sie zwei Einkaufszettel: einer für die erste Fastenwoche und ein weiterer für die zweite. Hier finden Sie in alphabetischer Reihenfolge alle frischen Lebensmittel (inklusive Mengenangaben), die Sie sich für die beiden Fastenwochen im Bioladen, im Reformhaus oder auf dem Wochenmarkt besorgen sollten. Es handelt sich dabei um Gemüse, Obst und frische Kräuter. Sie können sich die Listen einfach herauskopieren und dann einkaufen gehen.
Gleiches gilt für die Zutaten, die man gut bevorraten kann, wie Gewürze, Nüsse, getrocknete Beeren, Essig, Öl und so weiter. Auch hier haben wir eine Liste vorbereitet, die Sie auf der rückwärtigen linken Klappe dieses Buchs finden und die Sie ebenfalls kopieren können. Die Investition in diese Zutaten wird sich hundertprozentig für Sie lohnen, denn es handelt sich um gesunde und schmackhafte Zutaten, die in jede Küche gehören. Da ich vollkommen sicher bin, dass Sie nach Ihren ersten 14 Tagen Intervallfasten auf diese Ernährungsweise nicht mehr verzichten möchten, werden Sie keines der Lebensmittel umsonst eingekauft haben.

Bewegen Sie sich körperlich

Intervallfasten ist kein Grund, sich weniger zu bewegen. Viele Menschen glauben, dass sie schwächer werden, wenn sie fasten, und sich schonen müssten. Das Gegenteil ist der Fall. Auch gelangen die Nährstoffe fixer an ihren Bestimmungsort und die Schlacken werden schneller ausgeschieden, wenn Sie Stoffwechsel und Blutkreislauf in Schwung bringen. Daher empfehlen wir Ihnen für (fast) jeden Tag des Programms vier Liebscher & Bracht-Übungen. Planen Sie dafür täglich 10 bis 15 Minuten ein. Wenn Sie dann noch zwei- bis dreimal pro Woche Ausdauersport treiben, werden die zwei Wochen Intervallfasten ein voller Erfolg!

Die erste Woche

Eventuell treten in der ersten Woche ein paar kleine Unpässlichkeiten auf, während Ihr Körper vom Kohlenhydratstoffwechsel auf den Fettstoffwechsel umsteigt. Vielleicht sind Sie auch etwas müder und die Verdauung ist etwas »luftiger« oder Sie spüren den Koffeinentzug. All das ist normal und kein Grund zur Beunruhigung. Halten Sie durch!

Die zweite Woche

In der zweiten Woche sieht es dann schon besser aus. Sie werden erleben, wie es ist, sich den ganzen Tag frisch, gesund und lebendig zu fühlen. Es wird Sie an die Zeit erinnern, als Sie noch viel jünger und voller Elan waren. Und das ist nur der Anfang!

ERSTER TAG

Heute beginnt ein völlig neues Leben für Sie, davon bin ich überzeugt! Mit einem köstlichen Smoothie geht es gleich ran an die überflüssigen Pfunde. Bei den körperlichen Übungen konzentrieren wir uns auf die Bereiche Gesäß, Bauch, Brust, Oberarme und Nacken.

GREEN FATBURNER

1 Apfel • ½ Zitrone • 1 Grapefruit • ½ Avocado • 200 g Babyspinat

Für 2 Gläser • 10 Min. Zubereitung
Pro Portion: 197 kcal, 5 g E, 7 g F, 22 g KH

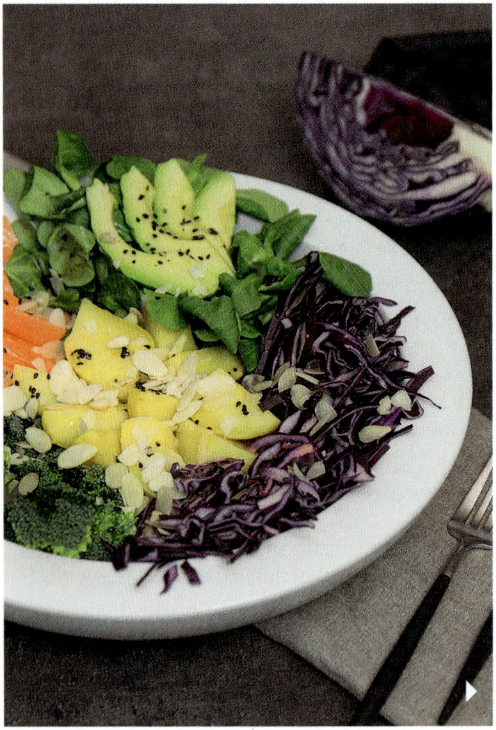

1. Apfel waschen, vierteln, Kerngehäuse entfernen. Zitrone, Grapefruit und Avocado schälen. Babyspinat waschen und trocken tupfen.
2. Zitrusfrüchte, Avocado und Apfel klein schneiden und mit dem Babyspinat in den Mixer geben. 400 ml Wasser zufügen und auf hoher Stufe mixen.

BASIC-BUDDHA-BOWL

3 Kartoffeln • 1 Handvoll Feldsalat • 1 Handvoll Brokkoliröschen • 1 Möhre • 1 Handvoll Rotkohl • ½ Avocado • 1 EL Mandelblättchen
Für das Dressing: *100 g Seidentofu • Saft von 1 Zitrone • 2 EL Agavendicksaft • 1 EL Senf • 1 TL schwarzer Sesam • Salz • Pfeffer aus der Mühle*

Für 1 große Schüssel • 40 Min. Zubereitung
Pro Portion: 665 kcal, 22 g E, 23 g F, 80 g KH

1. Kartoffeln waschen, schälen und je nach Größe halbieren oder vierteln. In einem Topf mit Salzwasser zum Kochen bringen, abdecken und 20–30 Minuten garen.
2. In der Zwischenzeit Feldsalat, Brokkoli, Möhre und Rotkohl waschen. Möhre in Stifte und den Rotkohl in Streifen schneiden. Die Avocado in Scheiben schneiden.

3. Salat und Gemüse hübsch in der Bowl anordnen: In die Mitte kommen die gekochten Kartoffeln, drum herum werden der Feldsalat, die Möhrenstifte, gefolgt von den Brokkoliröschen und dem Rotkohl angerichtet. Die Avocadoscheiben über den Feldsalat geben.
4. Für das Dressing Seidentofu, Zitronensaft, Agavendicksaft, Senf und Sesam miteinander verrühren und mit Salz und Pfeffer abschmecken. Über das Gemüse geben und mit Mandelblättchen bestreut servieren.

ROHKOSTTELLER MIT AVOCADODIP

3 Möhren • 1 Kohlrabi • 1 Bund Radieschen • 1 Paprika
Für den Dip: *1 Avocado • Saft von 1 Zitrone • 1 Tomate • Salz • Pfeffer aus der Mühle*

Für 2 Portionen • 15 Min. Zubereitung
Pro Portion: 249 kcal, 5 g E, 13 g F, 21 g KH

1. Möhren und Kohlrabi schälen und in Streifen schneiden. Radieschen putzen, waschen, das Grün entfernen und halbieren. Paprika waschen, halbieren, Kerne entfernen und die Paprika in Streifen schneiden.
2. Rohkostgemüse auf einem Teller anrichten.
3. Für den Dip Avocado entsteinen und mit Zitronensaft pürieren. Tomate waschen und fein würfeln, unter die Avocadocreme rühren und die Creme mit Salz und Pfeffer abschmecken.

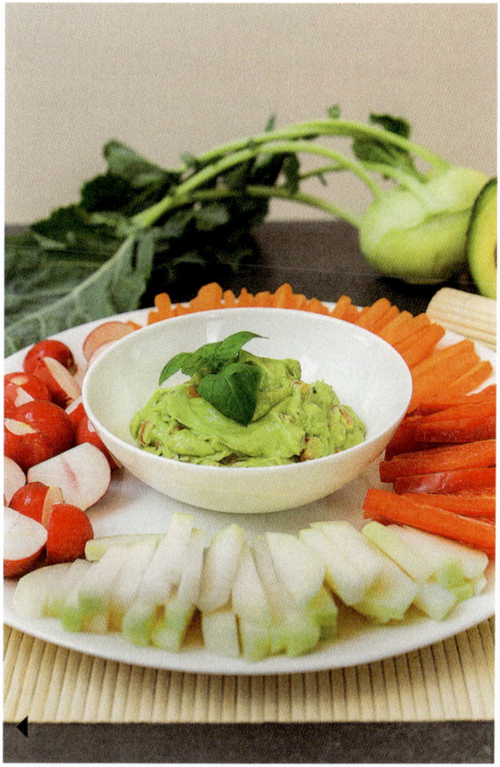

4. Den Dip in eine kleine Schale geben und mit dem Rohkostgemüse servieren.

IHRE ÜBUNGEN FÜR HEUTE

Übung 1: Durchhängen – Gesäß hochziehen (siehe Seite 80 f.)
Übung 2: Gesäßübung – Becken hochziehen (siehe Seite 82 f.)
Übung 8: Trizepsübung – Vierfüßlerstütz (siehe Seite 94 f.)
Übung 9: Nackendehnung – Rückwärtsstütz (siehe Seite 96 f.)

ZWEITER TAG

Heute Abend werden Sie mit einem guten Gefühl einschlafen, denn Ihr Körper versteht langsam, dass Sie ihm was Gutes tun. Außerdem trainieren Sie Bauch, Gesäß, Rücken und Beine.

MANGO-LASSI

1 Mango • 300 ml Reis-Kokos-Milch • 3 TL Zimtpulver

Für 2 Portionen • 5 Min. Zubereitung
Pro Portion: 167 kcal, 2 g E, 2 g F, 30 g KH

1. Die Mango schälen und entsteinen, das Fruchtfleisch mit der Kokos-Reis-Milch und dem Zimt in einen Mixer geben. Mixen, bis eine cremige Konsistenz entsteht.
2. Nach Belieben können Sie 2–3 Eiswürfel in den Mixer geben. So wird das Getränk zur sommerlichen Erfrischung und bekommt eine schöne Schaumkrone.

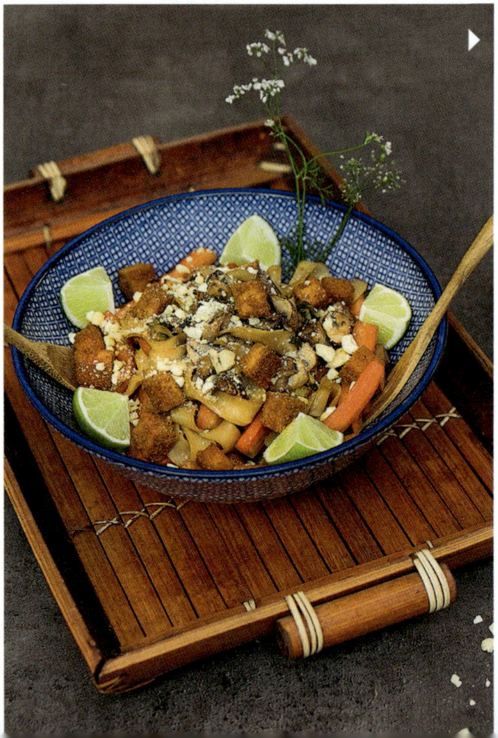

PAD THAI MIT KURKUMATOFU

100 g breite Reisnudeln • 1 Frühlingszwiebel • 2 Möhren • 5 Champignons • 200 g Tofu • 1 TL Kurkumapulver • 1 Handvoll Koriander • 1 Limette • 1 Handvoll Cashewkerne
Für die Sauce: *5 EL Sojasauce • 1–2 EL Sriracha-Sauce (aus dem Asialaden) • ½ EL Honig • 1 EL frisch geriebener Ingwer*

Für 2 Portionen • 30 Min. Zubereitung
Pro Portion: 349 kcal, 24 g E, 13 g F, 28 g KH

1. Die Reisnudeln 5 Minuten in heißem Wasser einweichen. Anschließend abgießen, unter fließendem Wasser abspülen, abtropfen lassen und beiseitestellen.
2. Frühlingszwiebel waschen und in feine Ringe schneiden, Möhren waschen und mit einem Gemüseschäler in Streifen schneiden, Champignons säubern und vierteln.
3. Den Tofu in Würfel schneiden und gleichmäßig im Kurkumapulver wenden. In einer Pfanne anbraten und beiseitestellen.

4. Einen Wok ohne Fett erhitzen und Zwiebeln, Möhren und Champignons darin andünsten.
5. Währenddessen aus allen Zutaten die Sauce anrühren.
6. Koriander und Limette waschen. Koriander und Cashewkerne grob hacken, Limette vierteln. Die Sauce in den Wok geben, mit dem Gemüse vermengen und 2–3 Minuten köcheln lassen.
7. Nudeln unterheben, mit dem Koriander, den Cashewkernen und Limettenvierteln anrichten und servieren.

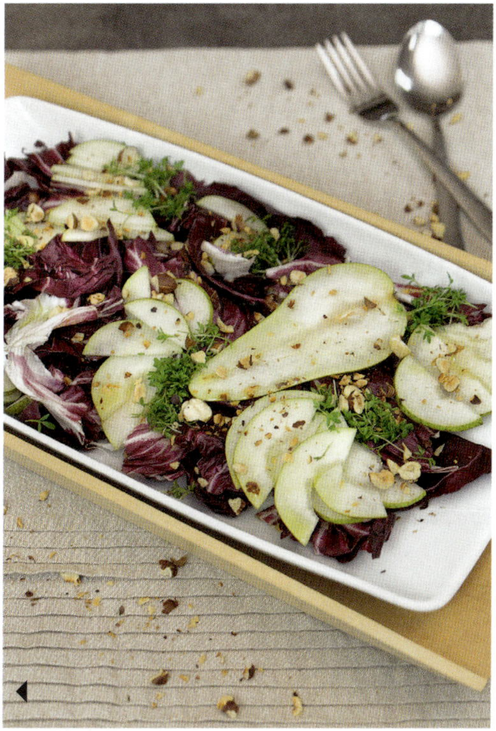

RADICCHIO-HASELNUSS-SALAT

4 EL Haselnusskerne • 1 Kopf Radicchio • 2 Birnen • 2 EL Kresse
Für das Dressing: *3 EL Haselnussöl • 2 EL Balsamicoessig • 1 TL Dijonsenf • 1 EL Ahornsirup • Salz • Pfeffer aus der Mühle*

Für 2 Portionen • 20 Min. Zubereitung
Pro Portion: 409 kcal, 6 g E, 29 g F, 29 g KH

1. Haselnusskerne grob hacken und in einer Pfanne bei schwacher Hitze ohne Fett rösten.
2. Radicchio waschen und in mundgerechte Stücke zupfen. Die Birnen waschen, entkernen und in dünne Spalten schneiden.
3. Für das Dressing Haselnussöl mit Essig, Senf und Ahornsirup verrühren und mit Salz und Pfeffer abschmecken.
4. Radicchio mit Birnenspalten und Nüssen auf zwei Tellern anrichten. Mit Dressing beträufeln und mit Kresse garnieren.

IHRE ÜBUNGEN FÜR HEUTE

Übung 3: Wirbelsäulendehnung – Sit-up **(siehe Seite 84 f.)**
Übung 4: Oberschenkeldehnung – Kniebeuge **(siehe Seite 86 f.)**
Übung 7: Wadendehnung – Ausfallschritt **(siehe Seite 92 f.)**
Übung 10: Ganzkörperdehnung – Seitlicher Unterarmstütz **(siehe Seite 98 f.)**

DRITTER TAG

Probieren Sie den leckersten Pudding der Welt, und Ihr Bauch wird es Ihnen danken! Es kann sein, dass Sie heute Muskelkater haben. Das ist gut so und ein Zeichen dafür, dass wieder neue Muskeln aus ihrem Dornröschenschlaf erwacht sind.

CHIA-HIMBEER-PUDDING

50 g Chia-Samen • 400 ml Reis-Kokos-Milch • 1 TL Zimtpulver • 200 g Himbeeren • 1 Handvoll Basilikum • 2 TL Kokosraspeln

Für 2 Portionen • 10 Min. Zubereitung • 60 Min./8 Std. (über Nacht) Einweichzeit
Pro Portion: 229 kcal, 8 g E, 12 g F, 12 g KH

1. Chia-Samen in die Reis-Kokos-Milch rühren und den Zimt unterheben. Auf zwei Gläser verteilen und über Nacht oder mindestens 60 Minuten in den Kühlschrank stellen und quellen lassen.
2. Für die Fruchtsauce die Himbeeren mit dem Basilikum pürieren. Die Fruchtsauce über den Chia-Pudding geben und mit den Kokosraspeln garnieren.

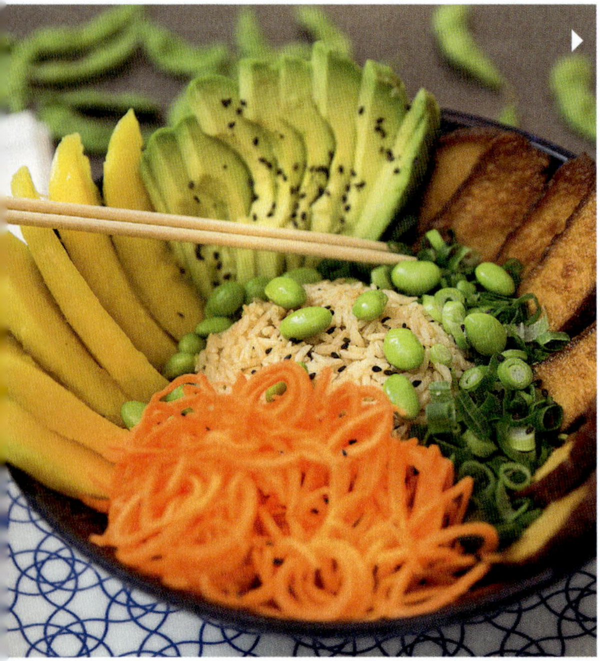

SUSHI-BOWL

200 g Reis • 100 g Edamame (Sojabohnen) • 1 Avocado • 1 Mango • 1 Möhre • 1 Frühlingszwiebel • 200 g Räuchertofu • 1 EL schwarzer Sesam • 2 EL Sojasauce

Für 1 große Schüssel • 25 Min. Zubereitung
Pro Portion: 1946 kcal, 90 g E, 62 g F, 228 g KH

1. Reis waschen und anschließend nach Gebrauchsanweisung zubereiten.
2. Edamame in einen Topf mit kochendem gesalzenem Wasser geben und 7 Minuten köcheln lassen. Das Wasser abgießen, die Sojabohnen abschrecken und aus ihren Schalen lösen.

3. Avocado und Mango schälen und in Streifen schneiden. Möhre waschen und mit einem Spiralschneider zu Kringeln verarbeiten. Die Frühlingszwiebel in Ringe und den Räuchertofu in Streifen schneiden.
4. Alle Zutaten in einer Schüssel anrichten und mit Sesam bestreuen. Dabei wird der Reis in der Mitte platziert, der Rest darum verteilt. Die Sojasauce über alle Zutaten geben.

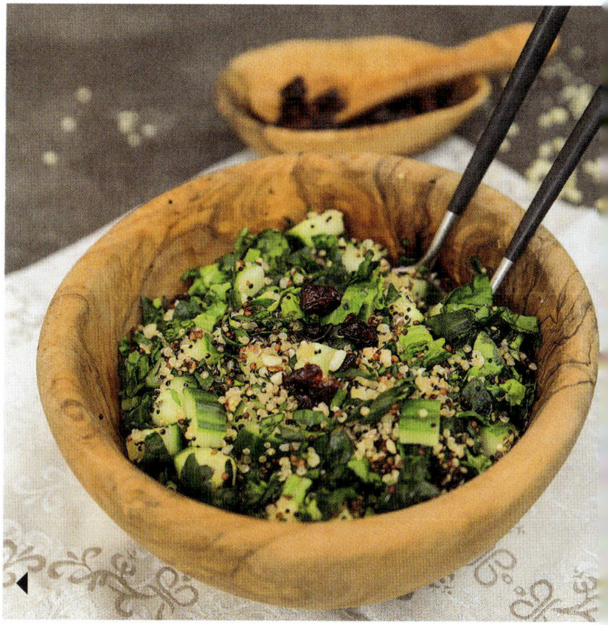

QUINOA-SPINAT-SALAT MIT CRANBERRYS

100 g bunte Quinoa • 150 g Babyspinat • ½ Salatgurke • 1 EL getrocknete Cranberrys • 1 EL gehackte Mandeln

Für das Dressing: *Saft von 1 Orange • 1 TL Senf • 1 EL Olivenöl • Salz • Pfeffer aus der Mühle*

Für 2 Portionen • 25 Min. Zubereitung
Pro Portion: 277 kcal, 10 g E, 6 g F, 41 g KH

1. Quinoa in einem Topf mit 200 ml Wasser köcheln lassen, bis die Quinoa die gesamte Flüssigkeit aufgenommen hat, und zum Abkühlen beiseitestellen.
2. In der Zwischenzeit die Gurke und den Babyspinat waschen.
   Die Gurke in kleine Würfel schneiden und gemeinsam mit den getrockneten Cranberrys und den gehackten Mandeln in eine Schüssel geben.
3. Nun die abgekühlte Quinoa dazugeben und alle Zutaten miteinander vermengen.
4. Für das Dressing den Orangensaft mit Senf und Olivenöl gut vermischen und anschließend mit Salz und Pfeffer abschmecken. Das fertige Dressing über den Salat geben.
5. Erst zum Schluss den Babyspinat grob hacken und unter den Salat heben.

IHRE ÜBUNGEN FÜR HEUTE

Übung 5: Hintere Beindehnung – Beinheben **(siehe Seite 88 f.)**
Übung 6: Brustdehnung – Fallschirmspringer **(siehe Seite 90 f.)**
Übung 8: Trizepsübung – Vierfüßlerstütz **(siehe Seite 94 f.)**
Übung 11: Schulter-Brust-Dehnung – Unterarmstützdrehung **(siehe Seite 100 f.)**

VIERTER TAG

Gut ausgeschlafen beginnen Sie diesen heutigen Tag: Ihre biologische Uhr hat sich nun bereits an den neuen Rhythmus gewöhnt und dankt Ihnen dies mit der vermehrten Ausschüttung von Melatonin und einer damit verbundenen besseren Schlafqualität.

BASIC SMOOTHIEBOWL

1 Banane • 1 Mango • 200 g gemischte Beeren (auch TK) • 100 ml frischer Orangensaft
Für das Topping: *½ Banane • 1 EL Kakao-Nibs • 1 EL Goji-Beeren • 1 EL Kokosraspeln*

Für 1 große Schüssel • 10 Min. Zubereitung
Pro Portion: 598 kcal, 11 g E, 8 g F, 105 g KH

1. Banane und Mango schälen und gemeinsam mit den Beeren und dem Orangensaft in den Mixbehälter geben. Cremig mixen und anschließend in eine große Schüssel geben.
2. Für das Topping die Banane in Scheiben schneiden und in der Schale auslegen. Kakao-Nibs, Goji-Beeren und Kokosraspeln ebenfalls in Linien auf der Smoothiebowl platzieren.

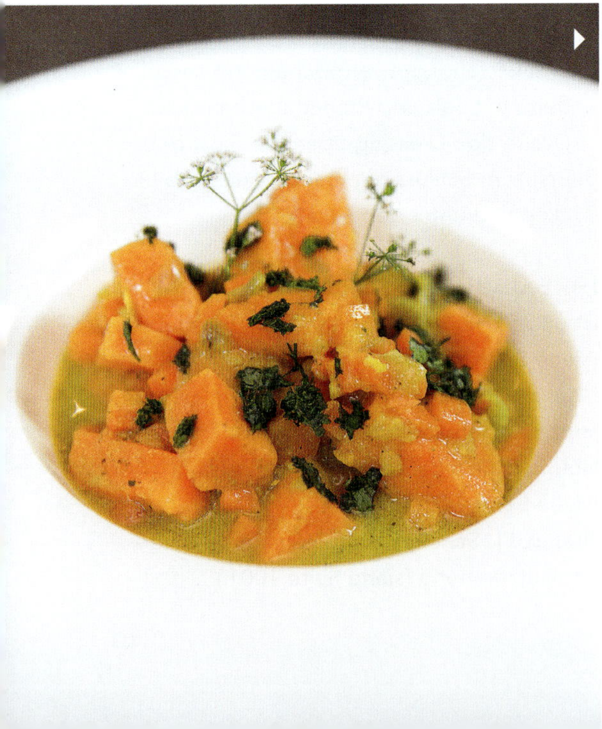

SÜSSKARTOFFEL-KOKOS-CURRY

1 große Süßkartoffel (ca. 300 g) • 1 Möhre • 1 rote Zwiebel • 1 Stück Ingwer (ca. 2 cm) • 1 Knoblauchzehe • 1 EL Kokosöl • 2 TL Kurkuma • 2 TL Currypulver • 150 ml Gemüsebrühe • 100 ml Kokosmilch • 1 Handvoll Koriander • Salz • Pfeffer aus der Mühle • 12 Cherry-Tomaten (nach Belieben)

Für 2 Portionen • 25 Min. Zubereitung
Pro Portion: 378 kcal, 5 g E, 18 g F, 46 g KH

1. Die Süßkartoffel und die Möhre schälen und in Würfel schneiden. Die Zwiebel, den Ingwer und den Knoblauch schälen und fein hacken.
2. Das Kokosöl in einer großen Pfanne erhitzen, die Zwiebel, den Ingwer und den Kno-

blauch scharf anbraten. Kurkuma und Currypulver dazugeben. Die Süßkartoffel- und Möhrenwürfel kurz darin wenden und mit der Gemüsebrühe ablöschen. Die Kokosmilch unterrühren und 12 Minuten köcheln lassen.

3. Koriander waschen, hacken, in den Topf geben, umrühren und mit Salz und Pfeffer abschmecken.

TIPP

Eine frische Komponente erhält das Gericht mit der Säure von Tomaten. Dazu Cherry-Tomaten waschen, vierteln und zusammen mit dem Koriander zum Curry geben.

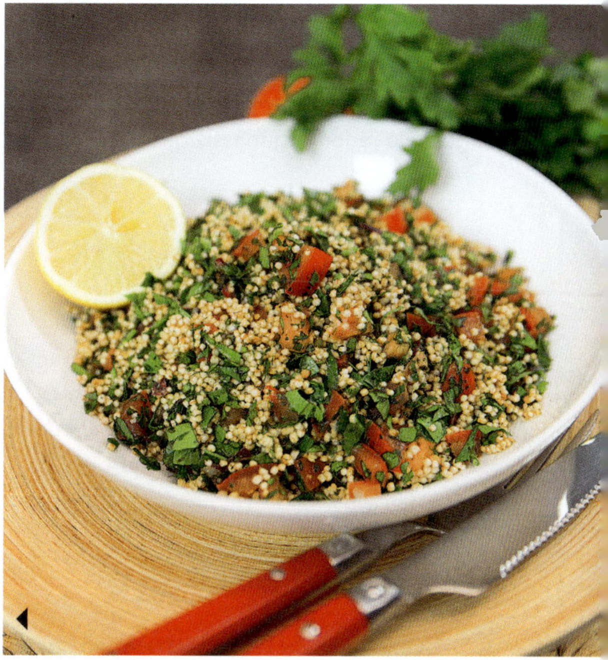

PETERSILIENSALAT MIT AMARANT

2 Bund Petersilie • ½ Bund Minze • 2 große Fleischtomaten • 1 rote Zwiebel • 100 g gepuffter Amarant

Für das Dressing: *Saft von 1 Zitrone • 2 EL Olivenöl • 1 TL Kreuzkümmel • Salz • Pfeffer*

Für 2 Portionen • 15 Min. Zubereitung
Pro Portion: 350 kcal, 10 g E, 14 g F, 40 g KH

1. Die Kräuter waschen, gut trocknen und hacken. Die Tomaten waschen, den Stielansatz entfernen und fein würfeln. Die Zwiebel häuten und ebenfalls fein würfeln.
2. Alle Zutaten in eine Schüssel geben und miteinander vermengen. Den gepufften Amarant unter die übrigen Zutaten heben.
3. Für das Dressing den Zitronensaft und das Olivenöl mischen und mit Kreuzkümmel, Salz und Pfeffer abschmecken. Über den Salat geben und genießen.

IHRE ÜBUNGEN FÜR HEUTE

Übung 7: Wadendehnung – Ausfallschritt **(siehe Seite 92 f.)**
Übung 9: Nackendehnung – Rückwärtsstütz **(siehe Seite 96 f.)**
Übung 10: Ganzkörperdehnung – Seitlicher Unterarmstütz **(siehe Seite 98 f.)**
Übung 12: Rotationsdehnungen **(siehe Seite 102 f.)**

FÜNFTER TAG

Heute stehen Geschmackshighlights und Wohlfühlgenuss pur auf dem Speiseplan. Ihr Bauchumfang fängt langsam an zu schmelzen. Jeden Tag ein klein wenig mehr. Und die Übungen tragen wie jeden Tag massiv dazu bei.

WEISSES QUINOA-BEEREN-PORRIDGE

60 g weiße Quinoa • 40 ml Mandelmilch • ½ Vanilleschote • 1 TL Zimtpulver • 1 EL Agavendicksaft
Für das Topping: *50 g TK-Beeren (z. B. Heidelbeeren oder Himbeeren) • 1 EL Kakao-Nibs • 1 TL gehackte Mandeln*

Für 2 Portionen • 25 Min. Zubereitung
Pro Portion: 186 kcal, 6 g E, 5 g F, 28 g KH

1. Die Quinoa in ein feines Sieb geben und gründlich kalt waschen. Anschließend die Quinoa gemeinsam mit 60 ml Wasser, Mandelmilch, der halben ausgeschabten Vanilleschote und Zimt in einen Topf geben und zum Kochen bringen. Weitere 10 Minuten köcheln lassen und mit Agavendicksaft abschmecken.
2. Für das Topping die tiefgefrorenen Beeren in einem Topf vorsichtig erwärmen.
3. Das Porridge auf zwei Portionsschälchen verteilen, dann mit den erwärmten Beeren übergießen und mit Kakao-Nibs und den gehackten Mandeln bestreut servieren.

GEBRATENE AUBERGINEN MIT KAPERN

2 Auberginen • 1 EL Kokosöl • 1 Knoblauchzehe • 2 Fleischtomaten • 100 g halbgetrocknete Tomaten • 2 EL Kapern • Salz • Pfeffer aus der Mühle • 3 Basilikumblättchen

Für 2 Portionen • 30 Min. Zubereitung
Pro Portion: 168 kcal, 7 g E, 6 g F, 16 g KH

1. Auberginen waschen und in Würfel schneiden, salzen und in einem Sieb eine halbe Stunde abtropfen lassen. Danach mit einem Küchentuch trocken tupfen.
2. Auberginen in Kokosöl goldbraun knusprig braten und beiseitestellen.
3. Knoblauch sehr fein hacken und in einer Pfanne andünsten. Fleischtomaten waschen und in Würfel schneiden. Die Tomatenwürfel gemeinsam mit den halbgetrockneten Tomaten in die Pfanne geben und 5 Minuten köcheln.
4. Nun die Auberginen und Kapern zum Pfannengemüse geben und alles für weitere 10 Minuten köcheln lassen.
5. Das Gericht mit Salz und Pfeffer abschmecken und mit den Basilikumblättchen garniert servieren.

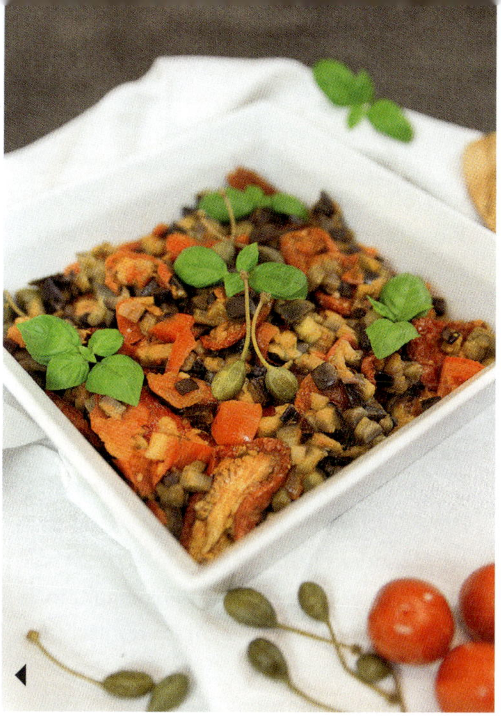

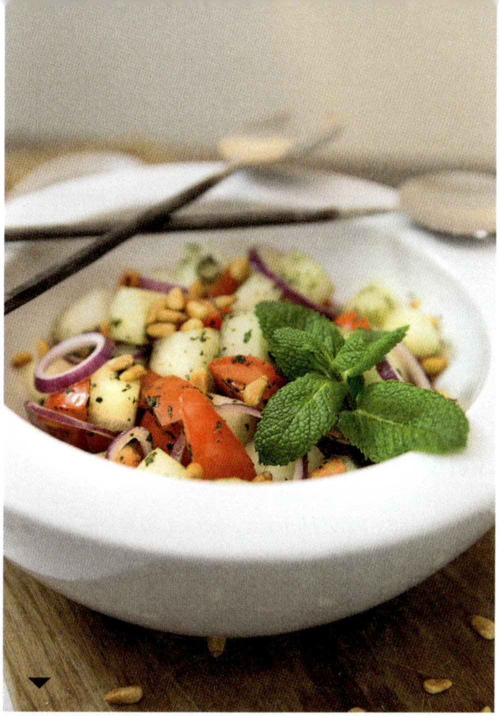

MELONEN-TOMATEN-SALAT

300 g gemischte Tomaten • 150 g Honigmelone • 1 rote Zwiebel • 1 Handvoll Minze • 100 g Pinienkerne
Für das Dressing: *Saft von 1 Zitrone • 1 EL Agavendicksaft • Salz • Pfeffer aus der Mühle • 3 EL Olivenöl*

Für 2 Portionen • 20 Min. Zubereitung
Pro Portion: 542 kcal, 15 g E, 41 g F, 25 g KH

1. Tomaten waschen, in ungleichmäßige Stücke schneiden. Melone von Kernen befreien und Fruchtfleisch in Würfel schneiden. Zwiebel schälen und in Ringe schneiden. Tomaten-, Melonen- und Zwiebelstücke in eine Schüssel geben. Minze waschen, hacken und unter den Salat heben.
2. Pinienkerne in einer beschichteten Pfanne ohne Fett erhitzen und goldbraun rösten.
3. Zitronensaft, Agavensaft, Salz und Pfeffer mit Olivenöl zu einem Dressing verrühren und über Tomaten-Melonen-Salat geben.

IHRE ÜBUNGEN FÜR HEUTE

Übung 1: Durchhängen – Gesäß hochziehen **(siehe Seite 80 f.)**
Übung 3: Wirbelsäulendehnung – Sit-up **(siehe Seite 84 f.)**
Übung 11: Schulter-Brust-Dehnung – Unterarmstützdrehung **(siehe Seite 100 f.)**
Übung 12: Rotationsdehnungen **(siehe Seite 102 f.)**

SECHSTER TAG

Heute geht es mit den Haferflocken an das überflüssige Cholesterin und der schon in der Antike als gesundheitsfördernd bekannte Zimt reguliert Ihren Blutzuckerspiegel. Dafür, dass sich das »im ganzen Körper rumspricht«, sorgen die Übungen. Heute ist Wochenendspurt. Geben Sie Gas, morgen können Sie sich erholen. Viel Spaß!

OVERNIGHT-OATS MIT APFEL

1 Apfel • 80 g feine Haferflocken • 1 EL Goji-Beeren • 200 ml ungesüßte Mandelmilch • 1 TL Zimtpulver • 10 Haselnusskerne

Für 2 Portionen • 10 Min. Zubereitung • 8 Std. (über Nacht) Einweichzeit
Pro Portion: 278 kcal, 8 g E, 7 g F, 41 g KH

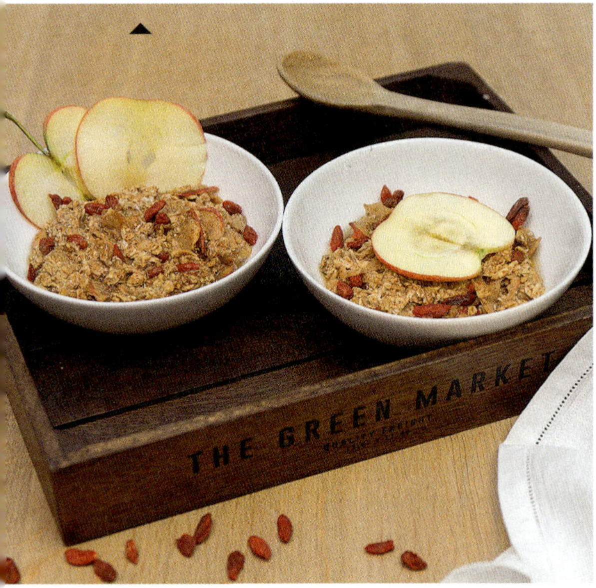

1. Am Vorabend: Den Apfel halbieren, eine Hälfte mit der Schale grob reiben, die andere Hälfte im Kühlschrank aufbewahren. Haferflocken, geriebenen Apfel, Goji-Beeren, Mandelmilch und Zimt in einer Schale gründlich vermengen. Mit Frischhaltefolie abdecken und über Nacht im Kühlschrank ruhen lassen.
2. Am nächsten Morgen: Die zweite Apfelhälfte in dünne Scheiben schneiden. Nüsse grob hacken und in einer Pfanne bei schwacher Hitze ohne Fett rösten. Overnight-Oats gut umrühren, in zwei Schalen füllen und mit den Apfelscheiben und den Nüssen garnieren.

KARTOFFELSALAT

800 g festkochende Kartoffeln • 80 g Radieschen • 80 g Cornichons • 1 Handvoll Dill • 1 rote Zwiebel
Für das Dressing: *6 EL weißer Essig • 80 ml Gemüsebrühe (ersatzweise Gurkenwasser) • 2 EL scharfer Senf • 1 TL Ahornsirup • Salz • Pfeffer*

Für 2 Portionen • 30 Min. Zubereitung
Pro Portion: 289 kcal, 8 g E, 1 g F, 55 g KH

1. Kartoffeln waschen und in einem Topf mit Wasser bissfest garen, abkühlen lassen, pellen und in mundgerechte Scheiben schneiden.
2. Radieschen und Cornichons in feine Scheiben schneiden. Dill waschen und hacken. Zwiebel in sehr feine Würfel schneiden. Alle Zutaten in eine Schüssel geben und vermengen.
3. Essig und Gemüsebrühe mit dem Senf und dem Ahornsirup cremig rühren. Den Salat mit dem Dressing vermengen und mit Salz und Pfeffer abschmecken.

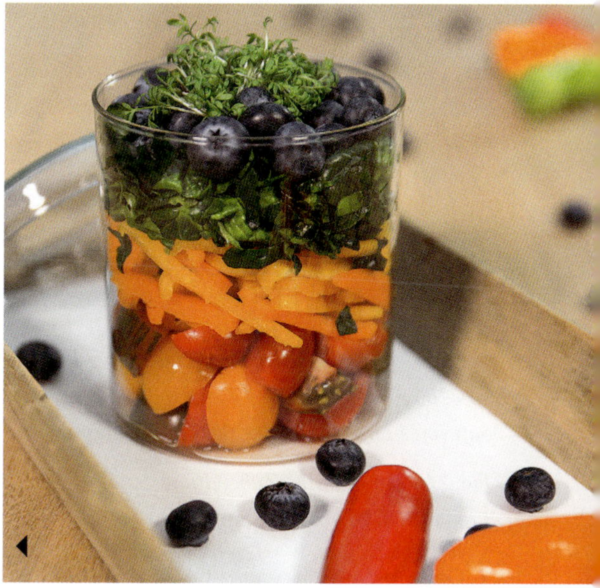

REGENBOGENSALAT IM GLAS

12 Cherry-Tomaten (gelb, rot, schwarz) • 4 Mini-Paprikas (orange) • 4 Handvoll Babyspinat • 2 Handvoll Heidelbeeren • 1 Handvoll Kresse
Für das Dressing: *2 EL Balsamicoessig • 1 TL Dijonsenf • 1 EL Olivenöl • 1 TL Ahornsirup • 1 TL Sesamsamen • Salz • Pfeffer aus der Mühle*

Für 2 Gläser • 25 Min. Zubereitung
Pro Portion: 170 kcal, 4 g E, 7 g F, 16 g KH

1. Alle Zutaten waschen. Die Tomaten halbieren und die Paprikas in Stifte schneiden.
2. Für das Dressing Essig, Senf, Olivenöl, Ahornsirup und Sesam zu einer cremigen Sauce aufschlagen und mit Salz und Pfeffer abschmecken. Das Dressing in die beiden Gläser einfüllen.
3. Nun Schicht für Schicht die Zutaten ergänzen: Tomatenhälften, Paprikastifte, Spinat, Heidelbeeren und Kresse.
4. Die Gläser schütteln, damit sich das Dressing gleichmäßig verteilt, und den Salat aus den Gläsern genießen.

IHRE ÜBUNGEN FÜR HEUTE

Übung 2: Gesäßübung – Becken hochziehen **(siehe Seite 82 f.)**
Übung 4: Oberschenkeldehnung – Kniebeuge **(siehe Seite 86 f.)**
Übung 5: Hintere Beindehnung – Beinheben **(siehe Seite 88 f.)**
Übung 6: Brustdehnung – Fallschirm-springer **(siehe Seite 90 f.)**

SIEBTER TAG

Heute ist Halbzeit und »Ruhetag«. Ihr Körper soll nachholen, was beim Umbauen unerledigt blieb. Genießen ist angesagt! Meditieren Sie, lesen Sie, gehen Sie ins Spa oder faulenzen Sie einfach mal. Sie haben es sich verdient. Die erste Woche Intervallfasten ist geschafft!

BUNTER OBSTSALAT »TUTTIFRUTTI«

1 Apfel • 200 g Trauben • 200 g Erdbeeren • 1 Banane • 100 g Heidelbeeren • 1 Handvoll Minzeblätter • Saft von 1 Limette • 2 Physalis • 1 TL Zimtpulver

Für 2 Gläser • 15 Min. Zubereitung
Pro Portion: 253 kcal, 3 g E, 2 g F, 49 g KH

1. Das Obst waschen und trocken tupfen. Apfel in kleine Würfel schneiden. Trauben halbieren, Erdbeeren würfeln. Banane schälen und in Scheiben schneiden. Gemeinsam mit den Heidelbeeren in einer Schüssel vermengen. Minzeblätter waschen, grob hacken und unter den Salat heben.
2. Den Obstsalat mit dem Limettensaft übergießen und vermengen. Zwei Gläser mit je einer Physalis garnieren und den Salat mit etwas Zimt bestreut servieren.

AROMATISCHE WILDREIS-FENCHEL-PFANNE

100 g Langkorn-Wildreis-Mischung • 250 ml Gemüsebrühe • 1 rote Zwiebel • 1 Knoblauchzehe • 2 Fenchelknollen • 2 EL Rapsöl • 3 EL weißer Balsamicoessig • Salz • Pfeffer aus der Mühle

Für 2 Portionen • 30 Min. Zubereitung
Pro Portion: 345 kcal, 8 g E, 11 g F, 49 g KH

1. Wildreis in 200 ml Gemüsebrühe zum Kochen bringen und bei mittlerer Hitze 20 Minuten bissfest garen.
2. Die Zwiebel und die Knoblauchzehe schälen und fein würfeln. Das zarte Grün der Fenchelknollen in kleine Ringe schneiden und beiseitestellen. Die Fenchelknollen halbieren und in Streifen schneiden.
3. Öl in einer Pfanne erhitzen, die Zwiebel- und die Knoblauchwürfel darin 2 Minuten anschwitzen. Den Fenchel zufügen und weitere 12 Minuten garen. Mit Balsamicoessig ablöschen und mit Salz und Pfeffer abschmecken.
4. Fenchelgemüse mit dem Wildreis anrichten und vor dem Servieren mit dem gehackten Fenchelgrün garnieren.

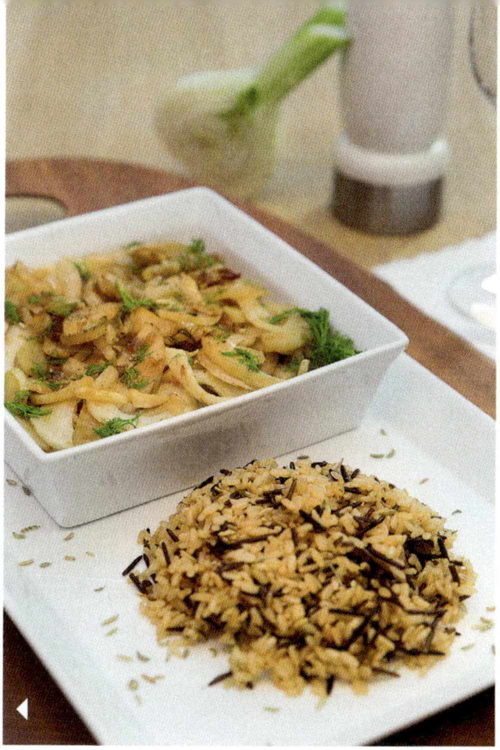

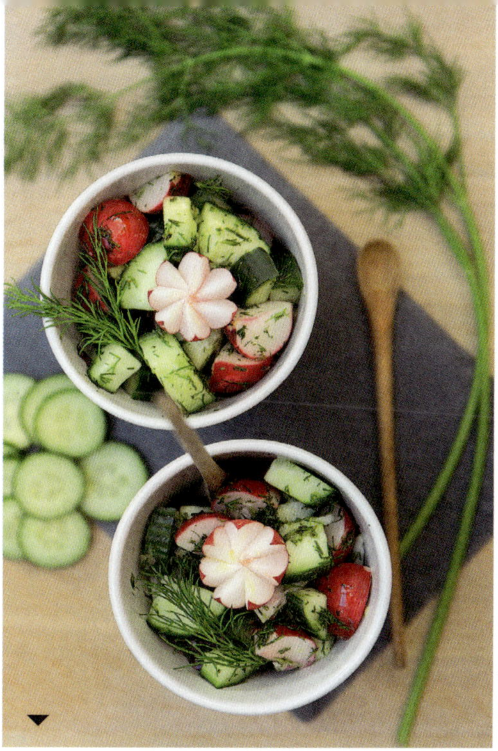

FRISCHER GURKEN-RADIESCHEN-SALAT

1 Salatgurke • 8 Radieschen • ½ rote Zwiebel • ½ Bund Dill

Für das Dressing: *2 EL weißer Balsamicoessig • 1 EL Agavendicksaft • Saft von 1 Zitrone • Salz • Pfeffer aus der Mühle*

Für 2 Portionen • 25 Min. Zubereitung
Pro Portion: 70 kcal, 1 g E, 1 g F, 13 g KH

1. Die Gurke waschen und in kleine Stücke schneiden. Radieschen putzen, waschen, den Strunk entfernen, die Radieschen vierteln. Zwiebel schälen und in feine und kleine Würfel schneiden. Dill waschen, trocken tupfen und hacken. Alle Zutaten in eine Schüssel geben und vermengen.
2. Für das Dressing den Balsamicoessig mit dem Agavendicksaft und dem Zitronensaft gut verrühren und über den Salat geben. Mit Salz und Pfeffer abschmecken und servieren.

IHRE ÜBUNGEN FÜR HEUTE

Wie gesagt: Heute ist »Ruhetag«. Es reicht völlig, wenn Sie einfach nur so oft wie möglich in der frischen Luft bewusst atmen und regenerieren. Vielleicht möchten Sie an der frischen Luft spazieren gehen oder einfach nur faul auf dem Sofa liegen. Genießen Sie den Erfolg der ersten Fastenwoche!

ACHTER TAG

Ist es nicht ein wunderbares Gefühl, eine ganze Woche lang gut zu sich gewesen zu sein? Fühlt sich doch nach mehr an, oder? Viel Freude für diese zweite Woche Intervallfasten mit neuen, abwechslungsreichen Rezepten und einem neuen Work-out.

AVOCADO-BEEREN-BOWL

1 Avocado • 1 Birne • 1 Apfel • 1 Banane • 1 Handvoll Brombeeren • 1 Handvoll Heidelbeeren • 4 EL Limettensaft • 2 EL Granatapfelkerne • 2 EL Walnusskerne

Für 2 Portionen • 10 Min. Zubereitung
Pro Portion: 392 kcal, 5 g E, 20 g F, 42 g KH

1. Avocado halbieren, entsteinen und in Würfel schneiden. Birne und Apfel waschen, Kerngehäuse entfernen und die Früchte ebenfalls in Würfel schneiden. Banane schälen und in Scheiben schneiden. Zusammen mit den Brombeeren und Heidelbeeren in eine Schüssel geben.
2. Den Limettensaft über den Obstsalat träufeln und alles vermengen. Mit den Granatapfel- und Walnusskernen garnieren und servieren.

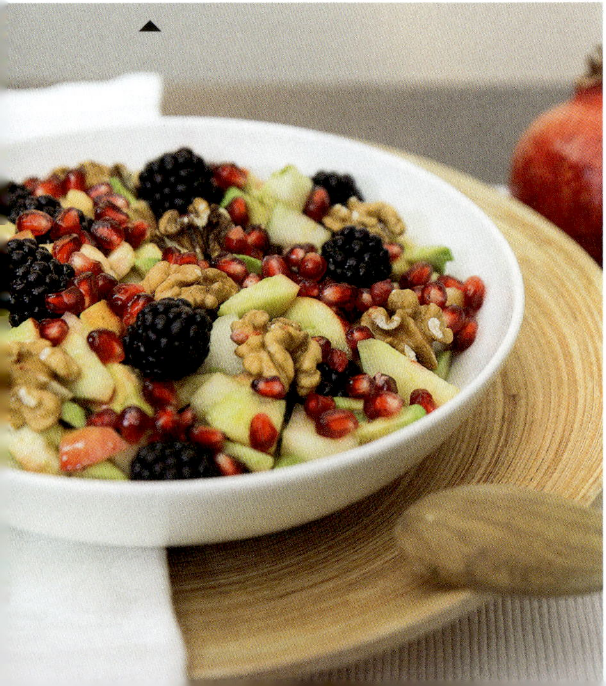

ASIATISCHER GLASNUDELSALAT

100 g Glasnudeln • 1 Frühlingszwiebel • 1 Möhre • 4 Mini-Paprika (rot, orange) • 1 Handvoll Brokkoliröschen • 1 Bund Koriander • 1 Handvoll Cashewkerne
Für das Dressing: *2 EL Sojasauce • 2 EL Reisessig • Saft von 1 Zitrone • 3 EL Sesam • Salz • Pfeffer aus der Mühle*

Für 2 Portionen • 20 Min. Zubereitung
Pro Portion: 415 kcal, 11 g E, 14 g F, 56 g KH

1. Die Glasnudeln 5 Minuten in heißem Wasser einweichen. Anschließend die Nudeln abgießen, unter fließendem Wasser abspülen und gut abtropfen lassen.

2. Frühlingszwiebel waschen und in feine Ringe schneiden, die Möhre mit einem Gemüseschäler in Streifen schneiden. Paprika säubern und in Streifen schneiden, Brokkoliröschen vom Strunk abtrennen. Die Korianderblätter hacken. Glasnudeln und Gemüse mit dem Koriander in eine große Schüssel geben und alles gut mischen.
3. Für das Dressing Sojasauce, Reisessig und Zitronensaft mischen und den Sesam dazugeben. Das Dressing über den Salat geben und 7 Minuten ziehen lassen. Mit Salz und Pfeffer abschmecken und mit den Cashewkernen garnieren.

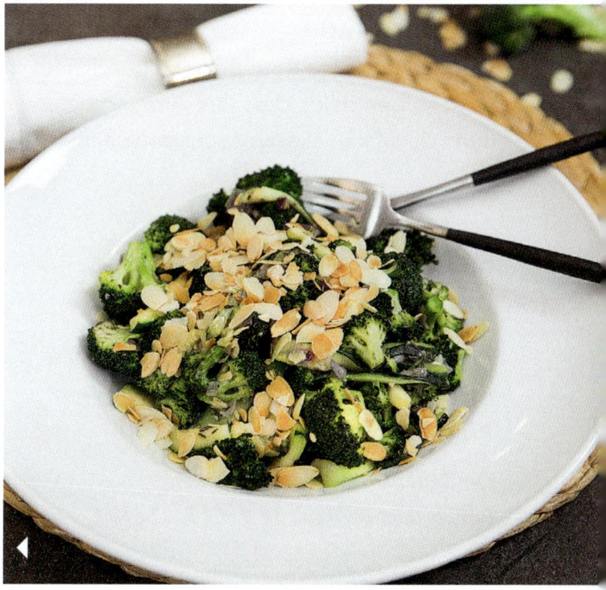

BROKKOLI-ZUCCHINI-PFANNE

1 Brokkoli • 1 Zucchino • 3 EL Mandelblättchen • 1 rote Zwiebel • 1 Knoblauchzehe • 1 EL Kokosöl • 100 ml Kokosmilch • 1 TL Thymian • 1 TL Oregano • Salz • Pfeffer aus der Mühle

Für 2 Portionen • 20 Min. Zubereitung
Pro Portion: 280 kcal, 10 g E, 21 g F, 9 g KH

1. Brokkoli waschen und in kleine Stücke zerteilen. Zucchino waschen, halbieren und in Scheiben schneiden. Die Mandelblättchen kurz in einer beschichteten Pfanne ohne Fett anrösten.
2. Die Zwiebel und den Knoblauch schälen, in kleine Würfel schneiden und im Kokosöl anbraten.
3. Brokkoliröschen und Zucchinischeiben in die Pfanne geben und nach 2 Minuten mit der Kokosmilch ablöschen.
4. Thymian und Oregano in die Pfanne geben und mit Salz und Pfeffer abschmecken. Mit den gerösteten Mandelblättchen garniert servieren.

IHRE ÜBUNGEN FÜR HEUTE

Übung 1: Durchhängen – Gesäß hochziehen **(siehe Seite 80 f.)**
Übung 5: Hintere Beindehnung – Beinheben **(siehe Seite 88 f.)**
Übung 8: Trizepsübung – Vierfüßlerstütz **(siehe Seite 94 f.)**
Übung 10: Ganzkörperdehnung – Seitlicher Unterarmstütz **(siehe Seite 98 f.)**

NEUNTER TAG

Wussten Sie, dass Rote Bete ausgezeichnet den Blutdruck reguliert? Die Übungen für Tag neun sorgen dafür, dass Ihre Atmung tiefer wird, und helfen, den Blutdruck zu normalisieren, denn sie wirken allesamt sehr entspannend.

ROTER POWER-SMOOTHIE

150 g Rote Bete • 1 Zitrone • 1 Banane • 1 Stück Ingwer (ca. 2 cm) • 200 g gemischte Beeren • 1 Handvoll Minze • 300 ml Kokoswasser

Für 2 Gläser • 10 Min. Zubereitung
Pro Portion: 147 kcal, 3 g E, 1 g F, 22 g KH

1. Rote Bete putzen, waschen, schälen und klein schneiden. Zitrone und Banane schälen und das Fruchtfleisch ebenfalls in Stücke schneiden. Ingwer klein hacken.
2. Alle Zutaten mit den Beeren und den Minzeblättern in den Mixbehälter geben.
3. Kokoswasser zugießen und alle Zutaten zu einem cremigen Smoothie mixen. Smoothie auf zwei Gläser verteilen und mit Minzeblättern garniert servieren.

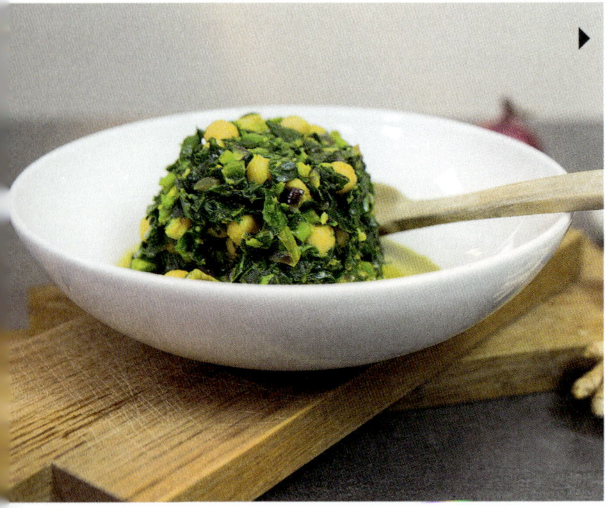

KICHERERBSEN-SPINAT-CURRY

200 g Kichererbsen aus dem Glas • 600 g Babyspinat • 1 Zwiebel • 1 Stück Ingwer (ca. 2 cm) • 2 Knoblauchzehen • 2 EL Kokosöl • 1 EL Garam Masala • 200 ml Kokosmilch • 1 EL Kreuzkümmel • Salz • Pfeffer aus der Mühle • 4 dünne Papadam-Cracker (nach Belieben)

Für 2 Portionen • 20 Min. Zubereitung
Pro Portion: 643 kcal, 26 g E, 38 g F, 27 g KH

1. Kichererbsen abgießen, waschen und gegebenenfalls schälen. Spinat waschen, putzen und in Streifen schneiden. Zwiebel, Ingwer und Knoblauch schälen und fein würfeln.
2. Das Kokosöl in einer Pfanne erhitzen und Zwiebel, Knoblauch und Ingwer darin braten.

3. Garam Masala und den Spinat in die Pfanne geben und kurz mitbraten. Mit der Kokosmilch ablöschen, die Kichererbsen und den Kreuzkümmel dazugeben. Ein paar Minuten köcheln lassen, bis die gewünschte Konsistenz erreicht ist. Mit Salz und Pfeffer abschmecken und nach Belieben mit den Papadam-Crackern servieren.

ROTE-BETE-RADICCHIO-CARPACCIO

50 g Belugalinsen • 4 Rote-Bete-Knollen • 2 Radicchio • 4 EL Granatapfelkerne • 1 Handvoll Beeren (z. B. Heidel- oder Himbeeren)
Für das Dressing: *2 EL natives Olivenöl • 4 EL Zitronensaft • 3 EL Balsamicoessig • 1 TL Thymian • Salz • Pfeffer aus der Mühle*

Für 2 Portionen • 20 Min. Zubereitung
Pro Portion: 360 kcal, 13 g E, 12 g F, 44 g KH

1. Die Linsen gemäß der Packungsanweisung garen, dann das Wasser abgießen und die Linsen etwas auskühlen lassen.
2. Für das Dressing Olivenöl, Zitronensaft, Balsamicoessig und Thymian verrühren und mit Salz und Pfeffer abschmecken.
3. Rote Bete putzen, waschen, schälen und die Knollen mit einem Gemüsehobel in feine Scheiben schneiden. (Tragen Sie dazu Einmalhandschuhe.) Radicchio waschen und die Blätter trennen. Rote-Bete-Scheiben und Radicchioblätter auf einer großen Platte anrichten. Belugalinsen, Granatapfelkerne und die Beeren darüber verteilen und mit dem Dressing beträufeln.

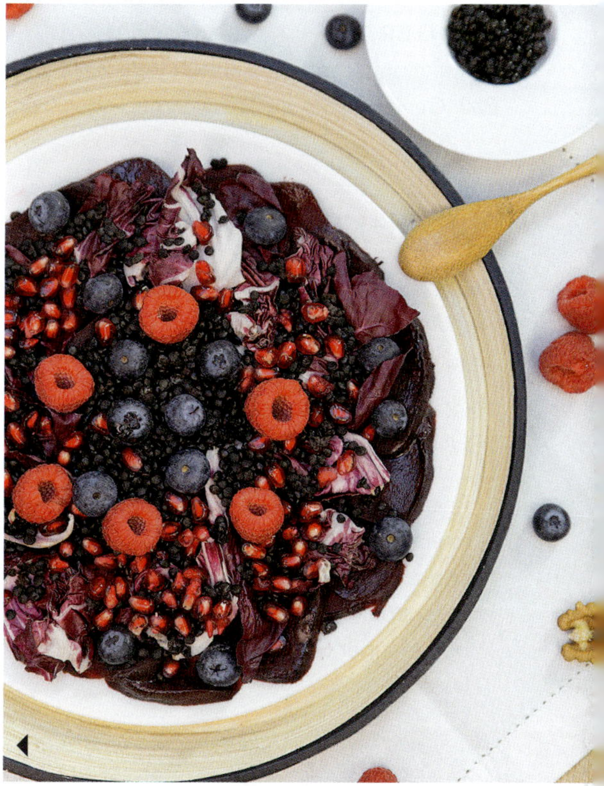

IHRE ÜBUNGEN FÜR HEUTE

Übung 2: Gesäßübung – Becken hochziehen **(siehe Seite 82 f.)**
Übung 6: Brustdehnung – Fallschirmspringer **(siehe Seite 90 f.)**
Übung 9: Nackendehnung – Rückwärtsstütz **(siehe Seite 96 f.)**
Übung 12: Rotationsdehnungen **(siehe Seite 102 f.)**

ZEHNTER TAG

Gratulation! Jetzt ist garantiert jede Zelle Ihres Körpers auf gesund geschaltet. Bleiben Sie am Ball: Genießen Sie die Speisen und absolvieren Sie die Übungen konsequent.

HIRSE-KOKOS-PORRIDGE

300 ml Reis-Kokos-Milch • 1 TL Zimtpulver • 80 g Hirseflocken • ½ Orange • 1 EL Granatapfelkerne

Für 2 Portionen • 10 Min. Zubereitung
Pro Portion: 200 kcal, 5 g E, 3 g F, 36 g KH

1. Reis-Kokos-Milch, 300 ml Wasser und Zimt in einen Topf geben, Hirseflocken zufügen und alles zum Kochen bringen. Dann unter gelegentlichem Rühren die Hirseflocken bei geringer Hitze 8 Minuten quellen lassen.
2. Orange schälen und in Scheiben schneiden. Das Porridge mit den Orangenscheiben und Granatapfelkernen garniert servieren.

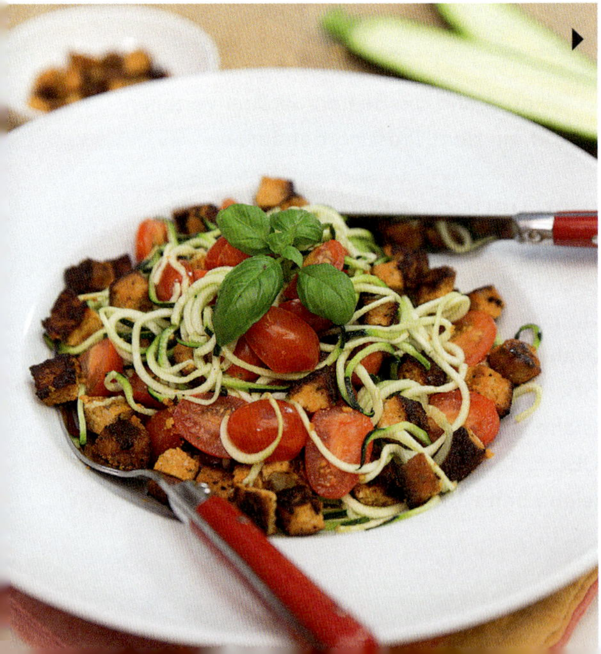

ZUCCHINI-SPAGHETTI MIT AVOCADOWÜRFELN

2 Zucchini • 1 Knoblauchzehe • 2 EL Olivenöl • 200 g Tofu Rosso • 6 Cherry-Tomaten • Salz • Pfeffer aus der Mühle • 1 Avocado • Saft von 1 Zitrone • 4 Basilikumblättchen

Für 2 Portionen • 25 Min. Zubereitung
Pro Portion: 521 kcal, 23 g E, 39 g F, 14 g KH

1. Zucchini waschen, trocken tupfen und die Enden abschneiden. Mit einem Spiralschneider die Zucchini in Spaghetti schneiden.
2. Knoblauchzehe schälen und in feine Scheiben schneiden. Öl in einer Pfanne erhitzen und den Knoblauch darin kurz anbraten.
3. Tofu in Würfel schneiden und in die Pfanne geben. Tomaten waschen, halbieren und 2 Minuten mit dem Tofu mitbraten. Dann die Pfanne vom Herd nehmen und die Mischung mit Salz und Pfeffer abschmecken.
4. Avocado halbieren, entkernen, schälen und das Fruchtfleisch in Würfel schneiden.

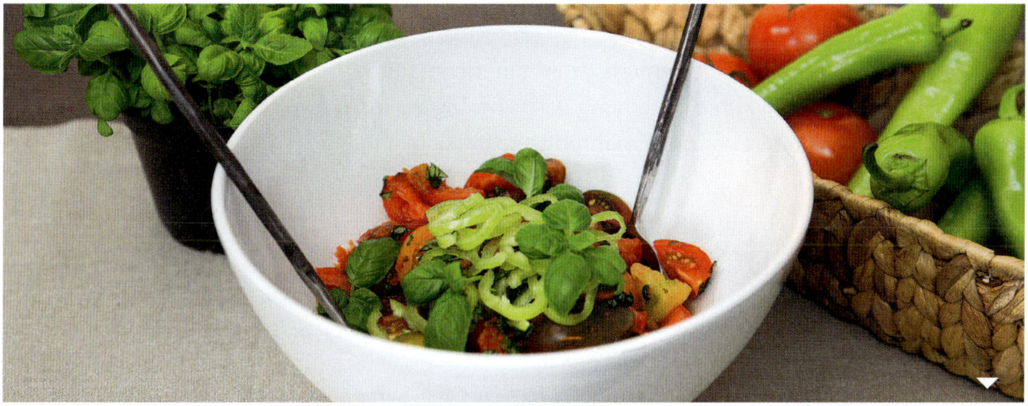

Zucchini-Spaghetti mit der Pfannenmischung und den Avocadowürfeln in zwei Schalen füllen, Zitronensaft zugießen und alles mischen.

5. Mit Salz und Pfeffer abschmecken und mit Basilikumblättchen garniert servieren.

ANDALUSISCHER TOMATENSALAT

4 reife Fleischtomaten • ½ rote Zwiebel • ½ Bund Basilikum • 1 grüne Spitzpaprika
Für die Salsa: *1 Fleischtomate • 3 EL Olivenöl • 2 EL Apfelessig • ½ rote Zwiebel • ½ Bund Basilikum • 1 Knoblauchzehe • Salz • Pfeffer aus der Mühle*

Für 2 Portionen • 25 Min. Zubereitung
Pro Portion: 264 kcal, 6 g E, 16 g F, 17 g KH

1. Tomaten waschen und in ungleichmäßige Stücke schneiden, Zwiebel schälen und in kleine Würfel schneiden, Basilikum waschen, trocken tupfen und hacken, Paprika waschen und in feine Ringe schneiden. Alles in eine Schüssel geben und vermengen.
2. Für die Salsa die Fleischtomate waschen, den Strunk entfernen und in Würfel schneiden. Zusammen mit den restlichen Zutaten in einem Mixer pürieren. Mit Salz und Pfeffer abschmecken und über dem Tomatensalat verteilen.
3. Den Salat mit Paprikaringen und Basilikum garniert servieren.

IHRE ÜBUNGEN FÜR HEUTE

Übung 1: Durchhängen – Gesäß hochziehen **(siehe Seite 80 f.)**
Übung 4: Oberschenkeldehnung – Kniebeuge **(siehe Seite 86 f.)**
Übung 7: Wadendehnung – Ausfallschritt **(siehe Seite 92 f.)**
Übung 11: Schulter-Brust-Dehnung – Unterarmstützdrehung **(siehe Seite 100 f.)**

ELFTER TAG

Heute werden Sie etwas für Ihr Immunsystem tun, denn auf dem Speiseplan stehen Antioxidantien in Hülle und Fülle. Ihre Stimmung wird von Tag zu Tag besser. Sicherlich sind Sie jetzt schon viel beweglicher als vor der Ernährungsumstellung.

BERRY-CHIA-BOWL

3 EL Chia-Samen • 150 ml Reis-Kokos-Milch • 1 Banane • 100 ml Aroniasaft • 150 g frische Beeren (z. B. Heidel- oder Himbeeren)
Für das Topping: *½ Birne • 50 g frische Beeren (nach Belieben) • 1 EL Walnusskerne*

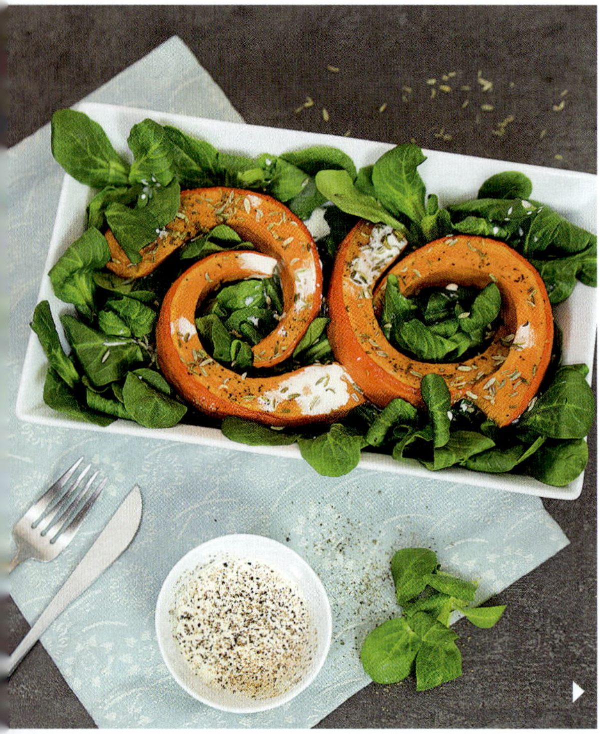

Für 1 große Schüssel • 10 Min. Zubereitung • über Nacht oder mind. 60 Min. Einweichzeit
Pro Portion: 489 kcal, 12 g E, 19 g F, 55 g KH

1. Chia-Samen in der Reis-Kokos-Milch in den Kühlschrank stellen und quellen lassen.
2. Die Banane schälen und mit dem Chia-Pudding, Aroniasaft und den Beeren in einem Mixer cremig pürieren.
3. Birne waschen und in Scheiben schneiden. Walnüsse hacken. Berry-Chia-Bowl mit Beeren und Nüssen garniert servieren.

HOKKAIDO-ZITRUS-SALAT

½ Hokkaido-Kürbis • 3 EL Olivenöl • 1 TL Fenchelsamen • Salz • Pfeffer • 4 Knoblauchzehen mit Schale • 2 Handvoll Feldsalat
Für die Vinaigrette: *Saft von 1 Zitrone • 3 EL Soja-Kochcreme • 1 EL Fenchelsamen • 2 TL Dijonsenf • Salz • Pfeffer aus der Mühle*

Für 2 Portionen • 20 Min. Zubereitung
Pro Portion: 246 kcal, 3 g E, 20 g F, 11 g KH

1. Den Kürbis waschen und in 2 cm dicke Scheiben schneiden, in eine Schüssel geben, Öl und Fenchelsamen darüber vertei-

len, mit Salz und Pfeffer würzen und alles gut vermengen.
2. Die Kürbisspalten mit dem Knoblauch auf ein mit Backpapier ausgelegtes Backblech legen und bei 180 Grad Umluft 15 Minuten rösten.
3. Inzwischen den Feldsalat verlesen und waschen. Für die Vinaigrette den Zitronensaft mit Soja-Kochcreme, Fenchelsamen, Senf, Salz und Pfeffer zu einer cremigen Sauce verrühren.
4. Den Kürbis aus dem Ofen nehmen und mit dem Salat auf einem Teller anrichten. Mit der Vinaigrette beträufeln und mit den Fenchelsamen bestreut servieren.

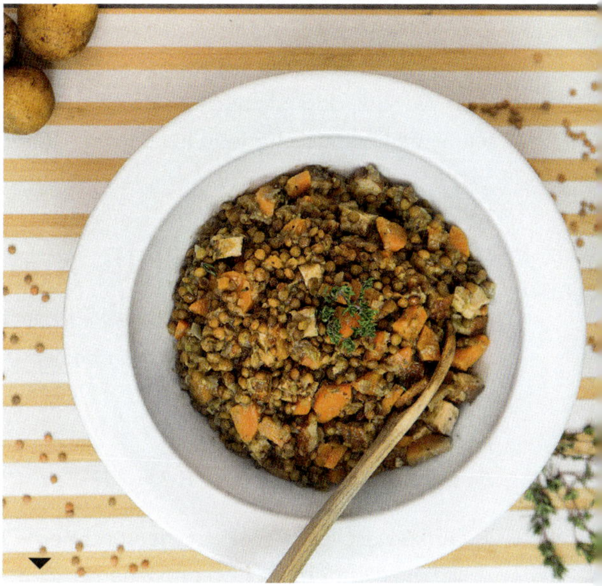

LINSENEINTOPF MIT RÄUCHERTOFU

1 rote Zwiebel • ½ Stange Lauch • 2 Möhren • 4 Kartoffeln • ½ Wurzelpetersilie • 2 EL Rapsöl • 400 ml Gemüsebrühe • 150 g braune Linsen • 1 TL Thymian • 1 TL Majoran • 200 g Räuchertofu • Salz • Pfeffer aus der Mühle

Für 2 Portionen • 30 Min. Zubereitung
Pro Portion: 584 kcal, 39 g E, 12 g F, 68 g KH

1. Zwiebel schälen und klein würfeln. Lauch gründlich waschen und in dünne Ringe schneiden. Möhren, Kartoffeln und Wurzelpetersilie schälen und ebenfalls würfeln.
2. Rapsöl in einem großen Topf erhitzen und Zwiebelwürfel sowie Lauchringe kurz darin anschwitzen. Möhren, Kartoffeln und Wurzelpetersilie zugeben und 3 Minuten mitdünsten. Mit der Gemüsebrühe ablöschen.
3. Linsen mit Thymian und Majoran in den Topf geben und 20 Minuten köcheln lassen. Räuchertofu in Würfel schneiden, in den Eintopf geben und mit Salz und Pfeffer abschmecken.

IHRE ÜBUNGEN FÜR HEUTE

Übung 2: Gesäßübung – Becken hochziehen
(siehe Seite 82 f.)
Übung 3: Wirbelsäulendehnung – Sit-up
(siehe Seite 84 f.)
Übung 6: Brustdehnung – Fallschirmspringer
(siehe Seite 90 f.)
Übung 9: Nackendehnung – Rückwärtsstütz
(siehe Seite 96 f.)

ZWÖLFTER TAG

Sie wissen endlich wieder, was es heißt, Energie zu haben. In Ihrem Körper wird aufgeräumt. Kein Wunder, dass Sie auch zu Hause entrümpeln wollen. Und was hilft beim Entrümpeln? Genau – die Übungen für jede Ecke Ihres Körpers.

ENERGIE-SMOOTHIE

½ Salatgurke • 1 Apfel • ½ Bund Petersilie • 1 Kiwi • ¼ Ananas • 200 ml Kokoswasser • 1 Handvoll Eiswürfel

Für 2 Gläser • 10 Min. Zubereitung
Pro Portion: 133 kcal, 2 g E, 1 g F, 23 g KH

1. Gurke waschen. Apfel waschen und Kerngehäuse entfernen. Kiwi und Ananas schälen. Alles in Stücke schneiden. Petersilie waschen und mit Obst und Gurke in einen Mixer geben.
2. Kokoswasser und Eis hinzugeben. Alles cremig mixen und auf zwei Gläser verteilen.

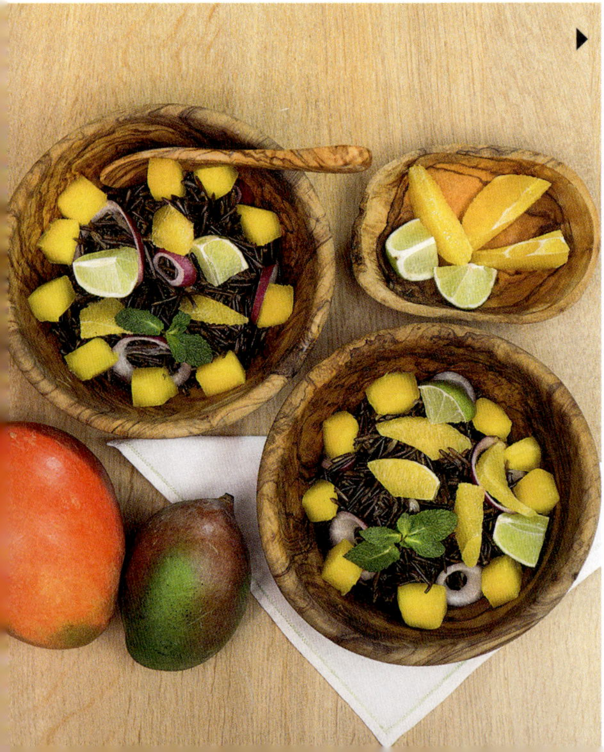

SCHWARZER REIS MIT MINZE

200 g schwarzer Reis • 1 Mango • 2 Orangen • 1 Bund Minze • 1 rote Zwiebel • Salz • Pfeffer aus der Mühle • 2 Limetten
Für das Dressing: *2 EL Olivenöl • 2 EL Sojasauce • Saft von 1 Orange • 2 TL Dijonsenf*

Für 2 Portionen • 25 Min. Zubereitung
Pro Portion: 703 kcal, 13 g E, 15 g F, 119 g KH

1. Reis nach Anleitung kochen und abtropfen lassen. Mango schälen, entkernen und in Würfel schneiden. Orangen schälen und filetieren.
2. Minze waschen und hacken. Rote Zwiebel häuten und in feine Ringe schneiden. Reis mit den Zwiebeln, Orangen und Mango in eine Schüssel geben und mischen. Minze unterheben und mit Salz und Pfeffer abschmecken.

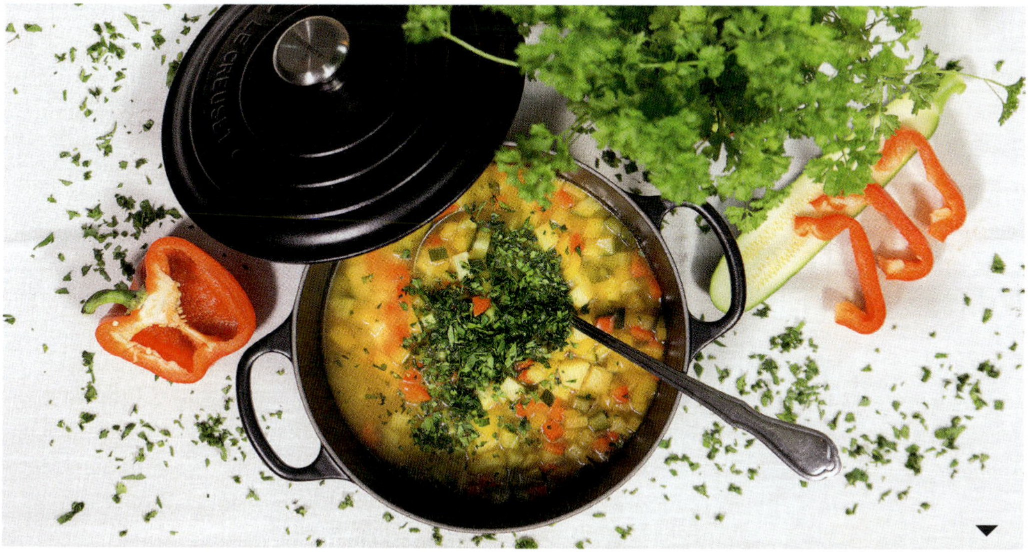

3. Für das Dressing das Olivenöl, Sojasauce und Orangensaft mit dem Senf verrühren und unter den Reissalat mischen. Limetten vierteln und auf dem Reissalat anrichten.

BUNTE MINESTRONE

1 Zucchini • 1 Möhre • 2 Paprikaschoten • 1 Frühlingszwiebel • 100 g Kartoffeln • 1 Stück Knollensellerie • 1 EL Kokosöl • 1 l Gemüsebrühe • 1 Handvoll Petersilie glatt • Salz • Pfeffer

Für 2 Portionen • 30 Min. Zubereitung
Pro Portion: 198 kcal, 7 g E, 6 g F, 23 g KH

1. Zucchino und Möhre waschen und klein schneiden. Paprika entkernen, waschen und ebenfalls klein schneiden. Frühlingszwiebel in kleine Ringe schneiden. Kartoffeln und Knollensellerie schälen, waschen und würfeln.
2. Gemüse in einem Topf mit Öl kräftig anbraten. Nach 3 Minuten mit Brühe ablöschen und 15 Minuten köcheln lassen. Gehackte Petersilie zugeben. Mit Salz und Pfeffer abschmecken.

IHRE ÜBUNGEN FÜR HEUTE

Übung 4: Oberschenkeldehnung – Kniebeuge **(siehe Seite 86 f.)**
Übung 5: Hintere Beindehnung – Beinheben **(siehe Seite 88 f.)**
Übung 7: Wadendehnung – Ausfallschritt **(siehe Seite 92 f.)**
Übung 12: Rotationsdehnungen **(siehe Seite 102 f.)**

DREIZEHNTER TAG

Heute ist Detoxtag. Wie wär's mit einem Saunabesuch oder einer Massage? Nehmen Sie sich die Zeit! Seien Sie es sich wert. Machen Sie Ihr Übungsprogramm vorher, um alles in Bewegung zu setzen, oder danach, um die Entspannung für intensiveres Dehnen zu nutzen.

OVERNIGHT-OATS MIT ERDBEEREN

80 g feine Haferflocken • 1 TL Chia-Samen • 1 TL Leinsamen • 1 TL Zimtpulver • 200 ml Mandelmilch • 1 Handvoll Erdbeeren • 1 EL gehackte Mandeln

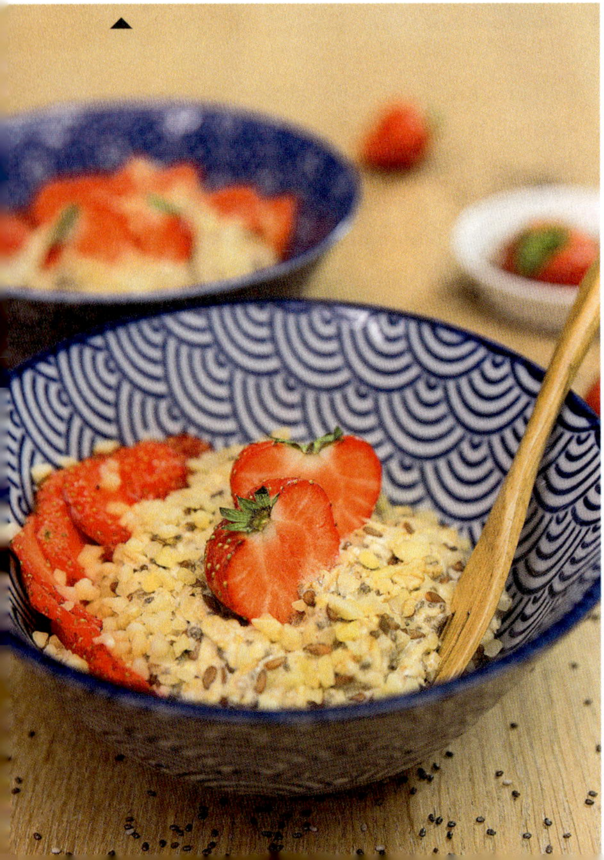

Für 2 Schalen • 5 Min. Zubereitung • 8 Std. (über Nacht) Einweichzeit
Pro Portion: 238 kcal, 8 g E, 8 g F, 28 g KH

1. Am Vorabend: Haferflocken, Chia-Samen, Leinsamen und Zimt mit der Mandelmilch in einer Schale gründlich vermengen. Mit Frischhaltefolie abgedeckt über Nacht im Kühlschrank ruhen lassen.
2. Am nächsten Morgen: Overnight-Oats aus dem Kühlschrank holen, gut umrühren, auf zwei Müslischalen verteilen, mit Erdbeeren und gehackten Mandeln garniert servieren.

KARTOFFELSUPPE

500 g Kartoffeln • 200 g Suppengrün (Lauch, Möhre, Knollensellerie, Petersilie) • 600 ml Gemüsebrühe • 1 TL Muskatnuss • Salz • Pfeffer aus der Mühle

Für 2 Portionen • 25 Min. Zubereitung
Pro Portion: 185 kcal, 6 g E, 1 g F, 35 g KH

1. Kartoffeln schälen, waschen und in Würfel schneiden. Das Suppengrün waschen. Möhre und Knollensellerie schälen und in Würfel schneiden. Lauch der Länge nach halbieren und in Stücke schneiden. Die Petersilie hacken.

2. Die Gemüsebrühe in einem Topf erhitzen und Kartoffeln, Lauch, Möhre und Sellerie dazugeben. Zugedeckt in etwa 15 Minuten gar kochen und die Hälfte der Petersilie unterrühren. Die Suppe mit einem Stabmixer sämig pürieren, nach Belieben können einige Kartoffelwürfel noch ganz bleiben.
3. Kartoffelsuppe mit Salz und Pfeffer abschmecken, mit der Muskatnuss würzen und mit der restlichen Petersilie garniert servieren.

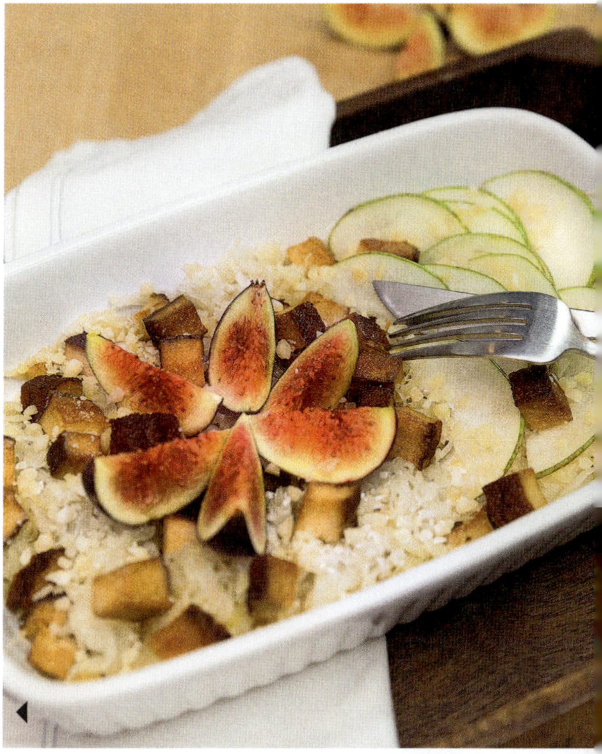

SAUERKRAUT-BIRNEN-SALAT MIT RÄUCHERTOFU

200 g Räuchertofu • 1 EL Rapsöl • 200 g Sauerkraut • 2 Birnen • 3 EL gehackte Mandeln • 2 Feigen
Für das Dressing: *2 EL Apfelessig • 3 EL Olivenöl • 3 EL Apfelsaft • 1 EL Agavendicksaft • Salz • Pfeffer aus der Mühle*

Für 2 Portionen • 25 Min. Zubereitung
Pro Portion: 570 kcal, 22 g E, 35 g F, 37 g KH

1. Den Räuchertofu in Würfel schneiden und mit Öl in einer Pfanne knusprig anbraten. Das Sauerkraut in einem Sieb abtropfen lassen. Die Birnen waschen, entkernen und in feine Streifen schneiden.
2. Für das Dressing Apfelessig, Olivenöl, Apfelsaft und Agavendicksaft verrühren und mit Salz und Pfeffer abschmecken.
3. Den Sauerkraut-Birnen-Salat mit dem Dressing mischen und mit den gehackten Mandelstücken garnieren. Die Feigen vierteln und auf dem Salat anrichten.

IHRE ÜBUNGEN FÜR HEUTE

Übung 3: Wirbelsäulendehnung – Sit-up **(siehe Seite 84 f.)**
Übung 6: Brustdehnung – Fallschirmspringer **(siehe Seite 90 f.)**
Übung 8: Trizepsübung – Vierfüßlerstütz **(siehe Seite 94 f.)**
Übung 11: Schulter-Brust-Dehnung – Unterarmstützdrehung **(siehe Seite 100 f.)**

VIERZEHNTER TAG

Gratuliere. Sie haben die ersten 14 Tage mit Bravour geschafft. Und das dürfen Sie jetzt feiern. Lust auf Freunde? Dann bereiten Sie die Menge Ihrer Speisen einfach für die Anzahl Ihres Besuches vor. Vielleicht steckt Ihr Erfolg ja an? Nehmen Sie sich heute wieder frei von den Übungen und genießen Sie, Ihren Körper nacharbeiten zu lassen und die Baustellen zu schließen.

CHIA-SCHOKO-BANANEN-PUDDING

6 EL Chia-Samen • 1 EL Rohkost-Kakaopulver • 300 ml Reismilch

Für das Topping: *1 Banane • 50 ml Reismilch • 2 EL Kakao-Nibs*

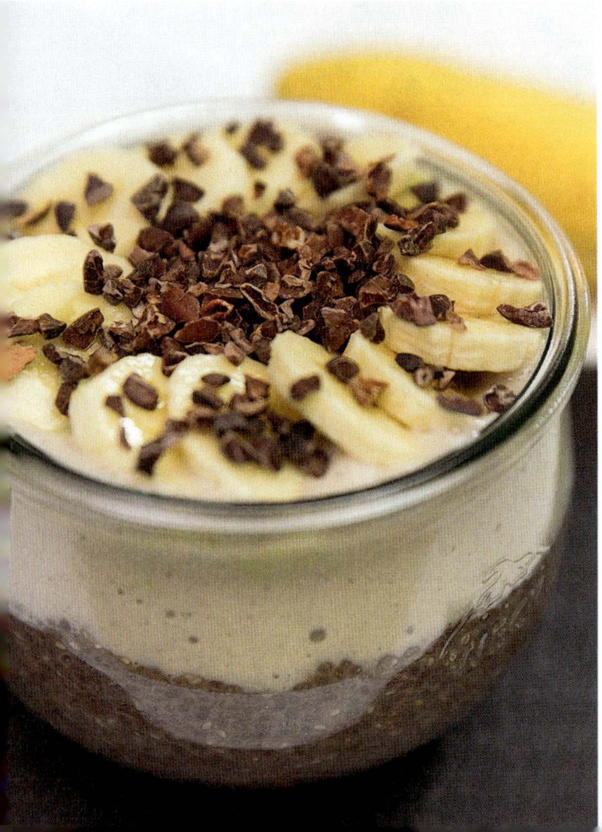

Für 2 Gläser • 10 Min. Zubereitung • 60 Min. oder 8 Std. (über Nacht) Einweichzeit

Pro Portion: 341 kcal, 10 g E, 15 g F, 34 g KH

1. Chia-Samen mit dem Kakaopulver in die Reismilch rühren. Auf zwei Gläser verteilen und über Nacht oder mindestens 60 Minuten in den Kühlschrank stellen und quellen lassen.
2. Für das Topping Banane mit der Reismilch pürieren, die Bananencreme auf beide Gläser verteilen und mit den Kakao-Nibs garnieren.

AVOCADO-MANGO-SALAT

1 Avocado • 1 Salatgurke • 1 Mango • 1 Bund Koriander • 1 TL Cayennepfeffer • Salz • Saft von 1 Zitrone • 1 EL Olivenöl

Für 2 Portionen • 20 Min. Zubereitung

Pro Portion: 325 kcal, 4 g E, 18 g F, 30 g KH

1. Avocado, gewaschene Gurke und Mango schälen, in Würfel schneiden und in eine Schüssel geben. Koriander waschen, klein hacken, ebenfalls in die Schüssel geben.

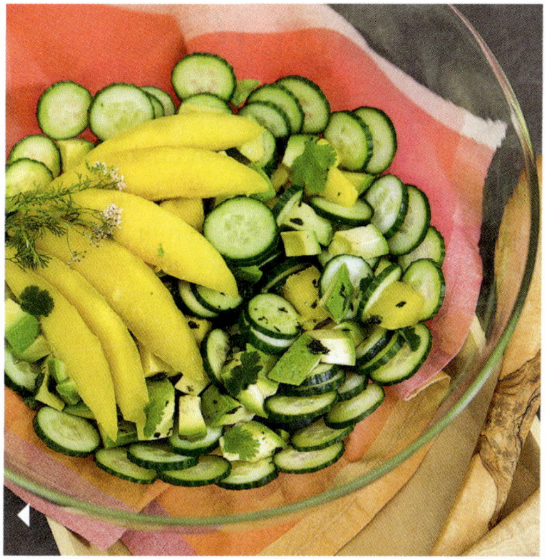

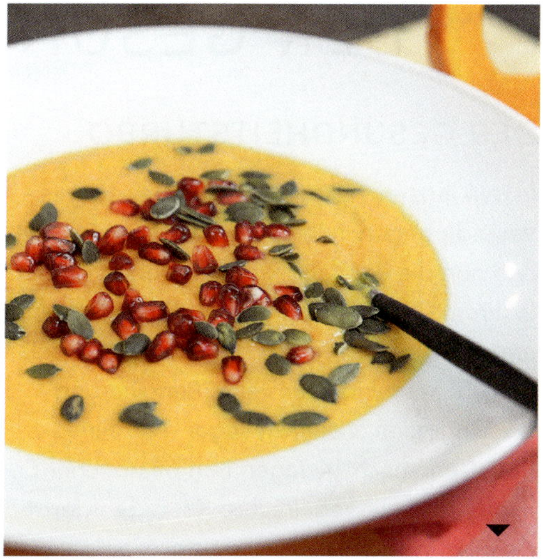

2. Den Cayennepfeffer und etwas Salz in die Schüssel geben, mit dem Zitronensaft und dem Olivenöl gut vermengen und abschmecken.

KAROTTEN-KOKOS-SUPPE MIT INGWER

1 kleine rote Zwiebel • 1 Stück Ingwer (ca. 2 cm) • 400 g Möhren • 1 EL Kokosfett • 200 ml Kokosmilch • 400 ml Gemüsebrühe • Salz • Pfeffer aus der Mühle
Für das Topping: *Kürbis- und Granatapfelkerne*

Für 2 Portionen • 20 Min. Zubereitung
Pro Portion: 336 kcal, 4 g E, 28 g F, 16 g KH

1. Die Zwiebel schälen und in kleine Würfel schneiden, den Ingwer schälen und fein hacken. Die Möhren waschen, schälen und ebenfalls in kleine Stücke schneiden.
2. Das Kokosfett in einem großen Topf erhitzen und die Zwiebelwürfel darin glasig anschwitzen. Die Ingwer- und Möhrenstückchen hinzufügen und kurz mit anschwitzen lassen.
3. Den Pfanneninhalt mit der Kokosmilch und dem Gemüsefond ablöschen und zum Köcheln bringen. Nach 15 Minuten den Topfinhalt mithilfe eines Pürierstabs fein pürieren.
4. Die Suppe mit Salz und Pfeffer abschmecken und mit Kürbis- und Granatapfelkernen bestreut servieren.

IHRE ÜBUNGEN FÜR HEUTE

Wie am siebten Tag: Atmen Sie öfters bewusst tief und genießen Sie Ihren Erfolg!

DER GESUNDE AUSBLICK

DER GESUNDHEITSTURBO

In den letzten 14 Tagen fanden gewaltige Veränderungen in Ihrem Körper statt. Sie haben nun die Basis für Ihre Gesundheit gelegt. In Ihrem Organismus wurden Mechanismen reaktiviert, die eventuell schon lange brachlagen. Es hat mindestens eine Renovierung stattgefunden, vielleicht sogar ein Teilneubau. Denn nach 14 Tagen rein pflanzlicher Ernährung setzen regelrechte Kaskaden der Gesundung in Ihrem Körper ein. Sie haben Abläufe zum Leben erweckt, die jetzt immer mehr an Fahrt aufnehmen – in Richtung Verjüngung. Sie müssen jetzt nur am Ball bleiben, denn das, was Sie essen, hat permanenten Einfluss auf Ihre Gesundheit, ebenso wie körperliche Bewegung.

Es ist Ihre Entscheidung

Behalten Sie die Ernährungsweise des 14-Tage-Programms jetzt einfach bei. Je kränker, übergewichtiger oder gestresster Sie sind, desto mehr spricht dafür. Falls Sie sich in den letzten 14 Tagen allerdings schwer zusammenreißen mussten, um die Zeit durchzustehen, können Sie das Programm gerne so modifizieren, dass Sie Ihr Leben gut gelaunt genießen können. Wenn Sie die Übungen als viel zu übertrieben empfunden haben, reduzieren Sie diese vorübergehend! Wenn Sie sich zu sehr quälen, weil Ihnen tierische Produkte oder Süßigkeiten gefehlt haben, dann essen Sie mit gutem Gewissen ein bisschen davon. Aber fragen Sie sich immer mal wieder: Muss ich wirklich?

MIT GUTER PLANUNG ANS ZIEL

Am besten Sie planen, wie beschrieben, immer eine Woche voraus – entsprechend der Erfahrung der vergangenen Woche. Auf diese Art und Weise können Sie sich in Ihrem individuellen Tempo weiterentwickeln. Verzweifeln Sie auch nicht, wenn Sie mal völlig über die Stränge schlagen, dafür gibt es die cheat-days. Nur die Gesamtrichtung, das Ziel am Horizont muss stimmen. Das heißt bei der Ernährung: 95 Prozent vegan, möglichst viel davon frisch, keine zu großen Mengen und so wenig Zucker wie möglich. Und bei der Bewegung: So viel es geht. Gar nicht kompliziert, oder?
Übrigens können Sie täglich 24 Stunden bei uns und mit uns sein. In unseren beiden YouTube-Kanälen *Liebscher-Bracht* und *So geht Gesundheit* finden Sie etwa 1.200 (!) Videos zu allen Themen rund um Ernährung und Gesundheit sowie Übungen gegen Schmerzen für den ganzen Körper.

Wir freuen uns auf Sie!

BÜCHER, DIE WEITERHELFEN

Campbell, LeAnne
Das offizielle Kochbuch zur China Study
riva, München

Campbell, T. Colin
China Study
argon balance

Campbell, T. Colin
Die »China Study« und ihre verblüffenden Konsequenzen für die Lebensführung
Verlag Systemische Medizin, Bad Kötzingen

Diamond, Harvey und Marilyn
Fit fürs Leben – Fit for Life
Goldmann, München

Diamond, Harvey und Marilyn
Fit fürs Leben – Fit for Life 2
Goldmann, München

Esselstyn, Caldwell B.
Essen gegen Herzinfarkt: Das revolutionäre Ernährungskonzept
Trias, Stuttgart

Greger, Dr. Michael
How Not to Die – Entdecken Sie Nahrungsmittel, die Ihr Leben verlängern
UniMEDica, Kandern

Jacob, Dr. Ludwig Manfred
Dr. Jacobs Weg des genussvollen Verzichts
nutricaMEDia, Heidesheim

Longo, Prof. Dr. Valter
Iss dich jung
Goldmann, München

Michalsen, Prof. Dr. Andreas; Sandmann, Friedrich-Karl
Heilen mit der Kraft der Natur
Insel, Berlin

Pollan, Michael
Essen Sie nichts, was Ihre Großmutter nicht als Essen erkannt hätte
Goldmann, München

Precht, Richard David
Tiere denken: Vom Recht der Tiere und den Grenzen der Menschen
Goldmann, München

Robbins, John; Ornish, Dr. Dean
Food Revolution – Bio
Hans-Nietsch-Verlag, Freiburg

Schatalova, Galina; Eder, Felix
Philosophie der Gesundheit
Goldmann Arkana, München

Schatalova, Galina; Eder, Felix
Wir fressen uns zu Tode
Goldmann, München

BÜCHER DER AUTOREN

Die Arthrose-Lüge
Goldmann, München

Rolle dich schmerzfrei. Das Faszien-Rollen nach Liebscher & Bracht
Goldmann, München

FaYo – Das Faszien-Yoga (mit Übungs-DVD)
Goldmann Arkana, München

ADRESSEN, DIE WEITERHELFEN

Dr. med. Petra Bracht
Gesundheitspraxis Dr. med. Petra Bracht & Kollegen
Kisseleffstraße 10
D-61348 Bad Homburg
+49 (0)6172-17 10 50
info@DrPetraBracht.de
www.DrPetraBracht.de

Fayo-Lifestyle Büro
»food, awareness, yoga, om«
Kaiser-Friedrich-Promenade 111
D-61348 Bad Homburg
+49 (0)6172-13 95 91 02
info@fayo.de

Bei www.YouTube.de
kostenfreie Übungen und Gesundheitsinformationen:
»So geht Gesundheit«
»Liebscher-Bracht«
ins Suchfeld eingeben

Liebscher & Bracht – Ausbildungen und Übungshilfen:
Schmerztherapie-Ausbildung für Ärzte, Heilpraktiker und Physio- und andere Therapeuten, Internetshop für Übungsschlaufen, Faszienrollen, Schmerzfrei & Arthrose-Nahrungsergänzungen, ÜbungsDVDs gegen Schmerzen, Online-SchmerzCoach:
www.liebscher-bracht.com
Info@liebscher-bracht.com
Tel.: 06172/1395989

LITERATURVERZEICHNIS

Die Ziffern beziehen sich auf die Hochzahlen im Buch

1. Mattson MP, Longo VD and Harvie M. (2017). Impact of intermittent fasting on health and disease processes. *Ageing Res Rev*, 39 (10), 46-58.
2. Patterson RE and Sears DD (2017). Metabolic Effects of Intermittent Fasting. *Annu Rev Nutr*, 37 (08), 371-393.
3. Wilhelmi de Toledo F, Grundler F, Bergouignan A, Drinda S and Michalsen A (2019). Safety, health improvement and well-being during a 4 to 21-day fasting period in an observational study including 1422 subjects. *PLoS One*, 14 (1), e0209353.
4. Mensink GB, Schienkiewitz A, Haftenberger M, Lampert T, Ziese T and Scheidt-Nave C (2013). Overweight and obesity in Germany: results of the German Health Interview and Examination Survey for Adults (DEGS1). *Bundesgesundheitsblatt Gesundheitsforschung Gesundheitsschutz*, 56 (5-6), 786-94.
5. Madeo F, Carmona-Gutierrez D, Hofer SJ and Kroemer G (2019). Caloric Restriction Mimetics against Age-Associated Disease: Targets, Mechanisms, and Therapeutic Potential. *Cell Metab*, 29 (3), 592-610.
6. Guevara-Aguirre J, Procel P, Guevara C, Guevara-Aguirre M, Rosado V and Teran E (2016). Despite higher body fat content, Ecuadorian subjects with Laron syndrome have less insulin resistance and lower incidence of diabetes than their relatives. *Growth Horm IGF Res*, 28 (6), 76-8.
7. Bartke A, Chandrashekar V, Dominici F, Turyn D, Kinney B, Steger R and Kopchick J (2003). Insulin-like growth factor 1 (IGF-1) and aging: controversies and new insights. *Biogerontology*, 4 (1), 1-8.
8. Rubinsztein DC and Frake RA (2016). Yoshinori Ohsumi's Nobel Prize for mechanisms of autophagy: from basic yeast biology to therapeutic potential. *J R Coll Physicians Edinb*, 46 (4), 228-233.
9. Madeo F, Eisenberg T, Büttner S, Ruckstuhl C and Kroemer G (2010). Spermidine: a novel autophagy inducer and longevity elixir. *Autophagy*, 6 (1), 160-162.
10. Tinsley GM, Forsse JS, Butler NK, Paoli A, Bane AA, La Bounty PM, Morgan GB and Grandjean PW (2017). Time-restricted feeding in young men performing resistance training: A randomized controlled trial. *Eur J Sport Sci*, 17 (2), 200-207.
11. Schatalova G (2002). Wir fressen uns zu Tode: Das revolutionäre Konzept einer russischen Ärztin für ein langes Leben bei optimaler Gesundheit. *Goldmann Arkana*.
12. Wendt L (1951). Die Behandlung der Erkrankungen des alternden Menschen. *Ergebnisse der physikalisch-diätetischen Therapie*, 4, 90-131.
13. Varady KA, Bhutani S, Klempel MC, Kroeger CM, Trepanowski JF, Haus JM, Hoddy KK and Calvo Y (2013). Alternate day fasting for weight loss in normal weight and overweight subjects: a randomized controlled trial. *Nutr J*, 12 (1), 146.
14. Varady KA and Hellerstein MK (2007). Alternate day fasting and chronic disease prevention: a review of human and animal trials. *Am J Clin Nutr*, 86 (1), 7-13.
15. Carmandola S and Mattson MP (2017). Brain metabolism in health, aging, and neurodegeneration. *FMBO J*, 36 (11), 1474-1492.
16. Gershuni VM, Yan SL and Medici V (2018). Nutritional Ketosis for Weight Managent and Reversal of Metabolic Syndrome. Curr Nutr Rep, 7 (3), 97-106.
17. Feskanich D, Bischoff-Ferrari HA, Frazier AL and Wilett WC (2014). Milk consumption during teenage years and risk of hip fractures in older adults. *JAMA Pediatr*, 168 (1), 54-60.
18. Lee C and Longo V (2016). Dietary restriction with and without caloric restriction for healthy aging. *F1000 Res*, 5 (1), 117.
19. Bauersfeld SP, Kessler CS, Wischnewsky M, Jaensch A, Steckhan N, Stange R, Kunz B, Brückner B, Sehouli J and Michalsen A (2018). The effects of short-term fasting on quality of life and tolerance to chemotherapy in patients with breast and ovarian cancer: a randomized cross-over pilot study. *BMC Cancer*, 18 (1), 476.
20. Sinclair DA and Guarente L (2014). Small-molecule allosteric activators of sirtuins. *Annu Rev Pharmacol Toxicol*, 54, 363-380.

21. Andreescu N, Puiu M and Niculescu M (2018). Effects of Dietary Nutrients on Epigenetic Changes in Cancer. *Methods Mol Biol*, 1856, 121-139.
22. Ott B, Skurk T, Hastreiter L, Lagkourvados I, Fischer S, Büttner J, Kellerer T, Clavel T, Rychlik M, Haller D and Hauner H (2017). Effect of caloric restriction on gut permeability, inflammation markers, on fecal microbiota in obese women. *Sci Rep*, 7 (1), 11955.
23. Tsigos C, Hainer V, Basdevant A, Finer N, Fried M, Mathus-Viegen E, Micic D, Maislos M, Roman G, Schutz Y, Toplak H and Zahorska-Markiewics B (2008). Management of obesity in adults: European clinical practice guidlines. *Obes Facts*, 1 (2), 106-116.
24. Shin JA, Jeong SI, Kim M, Yoon JC, Kim HS and Park EM (2015). Visceral adipose tissue inflammation is associated with age-related brain changes and ischemic brain damage in aged mice. *Brain Behav Immun*, 50, 221-231.
25. Wei M, Fabrizio P, Hu J, Ge H, Cheng C, Li L and Longo VD (2008). Life span extension by calorie restriction depends on Rim15 and transcription factors downstream of Ras/PKA, Tor, and Scha9. *PLoS Genet*, 4 (1), e13.
26. Melnik B (2009). Milk consumption: aggravating factor of acne and promotor of chronic diseases of Western societies. *J Dtsch Dermatol Ges*, 7 (4), 364-70.
27. Johnson B, Summer W, Cutler R, Martin B, Pearson M, Nassar M, Carlson O, John S, Laub D and Mattson M (2007). Alternate Day Calorie Restriction Improves Clinical Findings and Reduces Markers of Oxidative Stress and Inflammation in Overweight Adults with Moderate Asthma. *Free Radic Biol Med*, 42 (5), 665-674.
28. Raffaghello L, Safdie F, Bianchi G, Dorff T, Fontana L and Longo VD (2010). Fasting and differential chemotherapy protection in patients. *Cell Cycle*, 9 (22), 4474- 6.
29. Duan W, Guo Z and Mattson MP (2001). Brain-derived neurotrophic factor mediates an excitoprotective effect of dietary restriction in mice. *J Neurochem*, 76 (2), 619-26.
30. Kjeldsen-Kragh J, Haugen M, Borchgrevink CF, Laerum E, Eek M, Mowinkel P, Hovi K and Forre O (1991). Controlled trial of fasting and one-year vegetarian diet in rheumatoid arthritis. *Lancet*, 338 (8772), 899-902.
31. Richman EL, Stampfer MJ, Paciorek A, Broering JM, Carroll PR and Chan JM (2010). Intakes of meat, fish, poultry, and eggs and risk of prostate cancer progression. *Am J Clin Nutr*, 91 (3), 712-21.
32. Greger M (2015). How not to die: Discover the Foods Scientifically Proven to Prevent and Reverse Disease. *Macmillan*.
33. Michalsen A (2017). Heilen mit der Kraft der Natur. *Insel*.
34. Song M, Fung T, Hu F, Willett W, Longo V, Chan A and Giovannucci E (2016). Animal and plant protein intake and all-cause and cause-specific mortality: results from two prospective US cohort studies. *JAMA Inern Med*, 176 (10), 1453-1463.
35. Baranski M, Srednicka-Tober D, Seal C, Stewart GB, Benbrook C, Giotis C, Janovska D, Niggli U, Nicot P and Leifert C (2014). Higher antioxidant and lower cadmium concentrations and lower incidence of pesticide residues in organically grown crops: a systematic literature review and meta-analyses. *Br J Nutr*, 112 (5), 794-811.
36. Wendt L (1951). Die Behandlung der Erkrankungen des alternden Menschen. *Ergebnisse der physikalisch-diätetischen Therapie*, 4, 90-131.
37. Simon S (2015). World Health Organisation Says Processed Meat Causes Cancer. *American Cancer Society*. Zuletzt abgerufen (am 23.06.2019 um 12:01) von: https://www.cancer.org/latestnews/world-health-organization-says-processed-meat-causes-cancer.html
38. Melnik B (2015). Milk – A nutrient System of Mammalian Evolution Promoting mTORC1-Dependent Translation. *Int J Mol Sci*, 16 (8), 17048-87.
39. Esselstyn CB (2014). Essen gegen Herzinfarkt: Das revolutionäre Ernährungskonzept. *Trias*.
40. Uribarri J, Cai W, Sandu O, Peppa M, Goldberg T and Vlassara H (2005). Diet-derived advanced glycation end products are major contributors to the body's AGE pool and induce inflammation in healthy subjects. *Ann N Y Acad Sci*, 1043, 461-6.

SACHREGISTER

REZEPTREGISTER

ÜBUNGSREGISTER

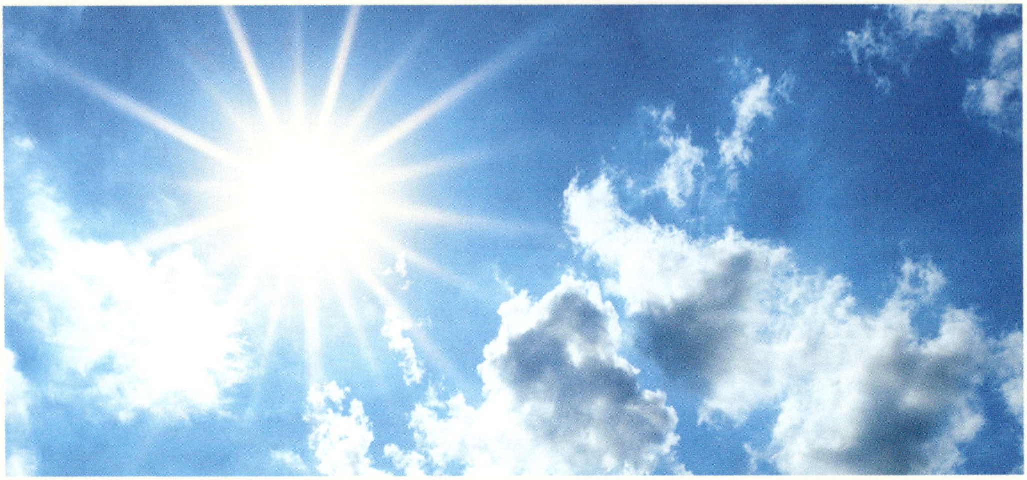

DANK

Zuerst möchte ich meinen drei Männern danken: Roland, meinem Mann, und Julien und Raoul, unseren beiden Söhnen, die immer alles mitmachen mussten, was ich glaubte, für unser aller Gesundheit Neues entdeckt zu haben.
Danke an alle meine Patienten, die mir gerade zu Beginn meiner Arbeit als Ernährungsärztin mit Learning by doing unendlich viel Sicherheit gegeben haben. Danke an alle Freunde, die es immer wieder ertragen mussten, von den oft unglaublichen Heilungsgeschichten meiner Patienten erzählt zu bekommen.
Danke an all meine Lehrer.
Allen voran Prof. Dr. Claus Leitzmann, ehemaliger Leiter des Instituts für Ernährungswissenschaft der Universität Gießen, mit dem ich vor fast 30 Jahren zusammen im wissenschaftlichen Beirat der »Fit-for-Life«-Bewegung war.
Er beantwortet mir noch heute geduldig alle meine Fragen und ruft mich auch manches Mal zu ein wenig mehr Bedachtsamkeit auf, wenn ich wieder vorpreschen will und meine Erfahrungswerte zwar Großes hoffen lassen, aber noch nicht genug untermauert sind. Er hat mich immer wieder bestärkt, dass ich auch nach seiner Forschung den richtigen Weg mit meinen Patienten gehe und dass kurzfristige Modediäten wie die Steinzeit- oder Paleo-Ernährung aufgrund ihrer negativen Auswirkungen auf die Gesundheit vorübergehen werden.
Danke auch an den bereits verstorbenen Prof. Lukas Möller, den ehemaligen Leiter für Psychosomatik an der Johann Wolfgang von Goethe-Universität für Psychosomatik, der schon vor 20 Jahren von meiner Arbeit mit meinen Patienten so überzeugt war, dass ich in seinem Lehrstuhl fast zehn Jahre lang einen Lehrauftrag über die Zusammenhänge von Gesundheit und Ernährung innehatte. Danke an alle anderen Lehrer, deren Wissen ich im Stillen studierte, weil sie Bücher zu für mich relevanten Themen veröffentlichten.
Und last but not least Danke an meinen Körper, an meinen »inneren Arzt«, der mit mir immer eine deutliche Sprache spricht und auf den ich mich zu jeder Zeit verlassen kann.

Ich widme dieses Buch meinen Söhnen Julien und Raoul.

IMPRESSUM

© 2022 GRÄFE UND UNZER VERLAG GmbH, Postfach 860366, 81630 München

GU ist eine eingetragene Marke der GRÄFE UND UNZER VERLAG GmbH, www.gu.de

ISBN 978-3-8338-7417-8
9. Auflage 2024

Projektleitung: Christof Klocker
Bildredaktion: Angela Kotow
Bildgestaltung: Simon Pieren
Layout: independent Medien-Design, Horst Moser, München
Umschlaggestaltung: Horst Moser, München
Herstellung: Martina Koralewska
Lektorat und Satz: L42 AG, Berlin
Reproduktion: Medienprinzen, München
Druck und Bindung: Firmengruppe APPL, aprinta druck, Wemding

Umwelthinweis:
Nachhaltigkeit ist uns sehr wichtig. Der Rohstoff Papier ist in der Buchproduktion hierfür von entscheidender Bedeutung. Daher ist dieses Buch auf PEFC-zertifiziertem Papier gedruckt. PEFC garantiert, dass ökologische, soziale und ökonomische Aspekte in der Verarbeitungskette unabhängig überwacht werden und lückenlos nachvollziehbar sind.

Die GU-Homepage finden Sie unter www.gu.de

Bildnachweis:
Fotoproduktion: Simon Pieren
Weitere Fotos:
Cover: Shutterstock
Adobe Stock 8; Getty Images 20, 42, 49, 50; iStock vordere Außenklappe; Science Picture Library 31; Stocksy 6, 11, 18, 22, 23, 29, 34, 36, 39, 66, 68, 71, 73, 74.

Syndication:
www.imageprofessionals.com

Wichtiger Hinweis
Die Gedanken, Methoden und Anregungen in diesem Buch stellen die Meinung bzw. Erfahrung der Verfasserin dar. Sie wurden von der Autorin nach bestem Wissen erstellt und mit größtmöglicher Sorgfalt geprüft. Sie bieten jedoch keinen Ersatz für persönlichen kompetenten medizinischen Rat. Jede Leserin, jeder Leser ist für das eigene Tun und Lassen auch weiterhin selbst verantwortlich. Weder Autorin noch Verlag können für eventuelle Nachteile oder Schäden, die aus den im Buch gegebenen praktischen Hinweisen resultieren, eine Haftung übernehmen.

GRÄFE UND UNZER

Ein Unternehmen der
GANSKE VERLAGSGRUPPE

QUALITÄTS GARANTIE

LIEBE LESERINNEN UND LESER,

wir wollen Ihnen mit diesem Buch Informationen und Anregungen geben, um Ihnen das Leben zu erleichtern oder Sie zu inspirieren, Neues auszuprobieren. Wir achten bei der Erstellung unserer Bücher auf Aktualität und stellen höchste Ansprüche an Inhalt und Gestaltung. Alle Anleitungen und Rezepte werden von unseren Autoren, jeweils Experten auf ihren Gebieten, gewissenhaft erstellt und von unseren Redakteur*innen mit größter Sorgfalt ausgewählt und geprüft.

Haben wir Ihre Erwartungen erfüllt? Sind Sie mit diesem Buch und seinen Inhalten zufrieden? Wir freuen uns auf Ihre Rückmeldung. Und wir freuen uns, wenn Sie diesen Titel weiterempfehlen, in Ihrem Freundeskreis oder bei Ihrem Online-Kauf.

Sollten wir Ihre Erwartungen so gar nicht erfüllt haben, tauschen wir Ihnen Ihr Buch jederzeit gegen ein gleichwertiges zum gleichen oder ähnlichen Thema um.

KONTAKT ZUM LESERSERVICE

GRÄFE UND UNZER VERLAG
Grillparzerstraße 12
81675 München
www.gu.de

MEHR ENERGIE, MEHR WOHLBEFINDEN!

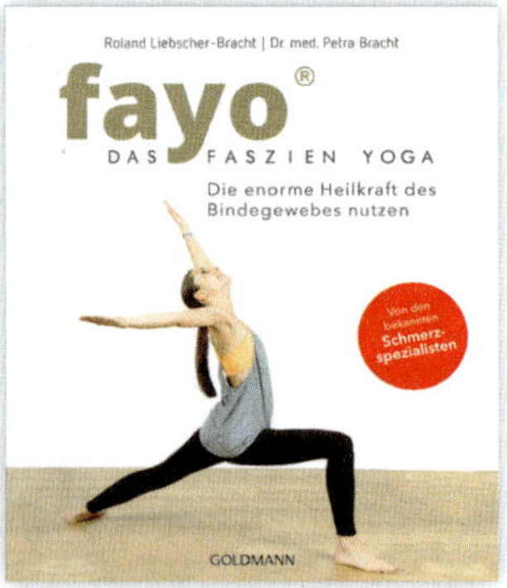

ISBN 978-3-442-17802-5

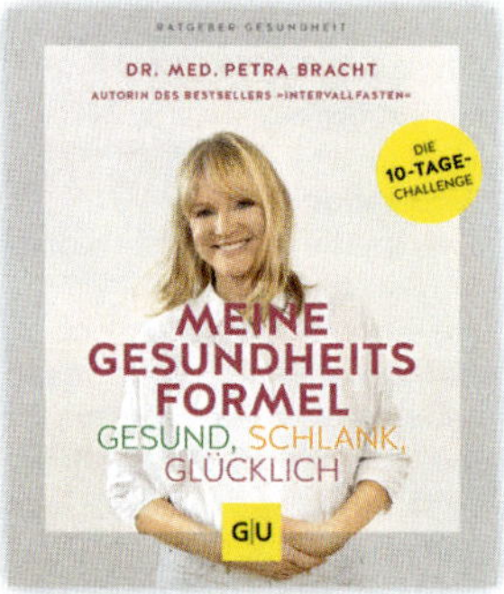

ISBN 978-3-8338-6889-4

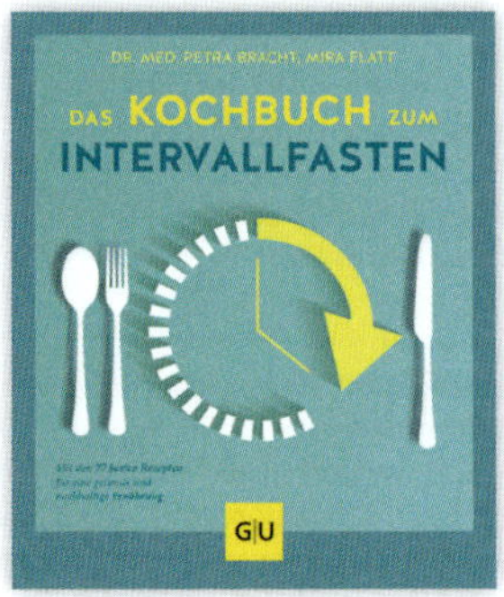

ISBN 978-3-8338-7098-9

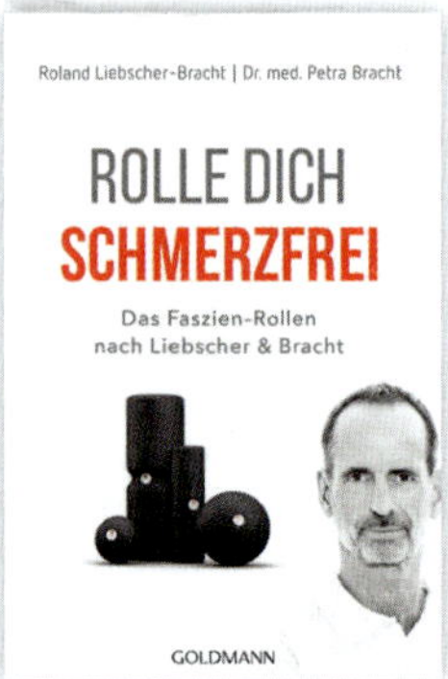

ISBN 978-3-442-17801-8

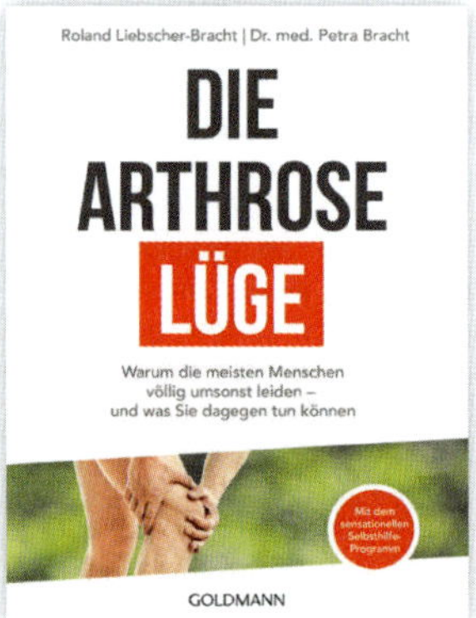

ISBN 978-3-442-22225-4

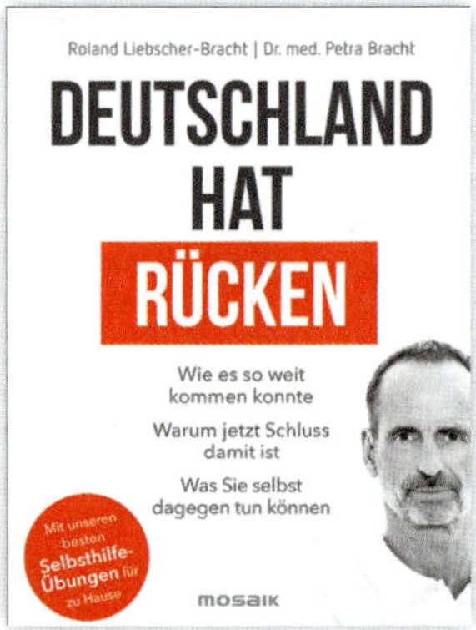

ISBN 978-3-442-39344-2

e Alle hier vorgestellten Bücher sind auch als eBook erhältlich.

G|U

Mehr von GU auf **www.gu.de** und **facebook.com/gu.verlag**